No Todos los Carbohidratos Engordan

I0800414

POR LA SUPERACIÓN DEL SER HUMANO Y SUS INSTITUCIONES

RESPALDOS PARA EL FACTOR I. G.

Este libro alienta a adoptar un patrón saludable de alimentación, que ayuda a mantener el bajo nivel de azúcar y grasas. A diferencia de la mayoría de los libros de dietas, se basa en fundamentos científicos y recetas y patrones de comida que han sido probados.

Tom Sanders
Profesor de nutrición y Dietética, King's College London, Universidad de Londres

El efecto adverso del consumo excesivo de grasas en la dieta, particularmente de grasas saturadas, en la salud humana ha quedado bien establecido tanto dentro de la comunidad científica como en el público en general. El rol de los carbohidratos en la salud humana no ha sido tan bien reconocido. Este libro añade esta dimensión al mensaje de la comida saludable. La base del índice glucémico es que los carbohidratos se absorben en diferentes porcentajes y tienen distintos efectos en la glucosa de la sangre. La observación de que diferentes carbohidratos tienen efectos distintos en el metabolismo humano, no es nueva, aunque los beneficios potenciales de los carbohidratos absorbidos lentamente –aquellos con un bajo índice glucémico– es el metabolismo humano recién está comenzando a ser reconocido. el término índice glucémico fue acuñado hace casi veinte años. Desde entonces, una gran cantidad de investigaciones han demostrado los efectos positivos de las dietas ricas en carbohidratos de bajo índice glucémico pueden tener en la diabetes, los triglicéridos elevados, la presión sanguínea alta y la obesidad. Este libro explica una importante área científica de una manera fácil de comprender, con indicaciones y sugerencias claras. El mensaje es que los carbohidratos de bajo índice glucémico tienen beneficios potenciales para la gente en general. Debe formar parte de los actuales lineamientos para una dieta saludable.

Dr. Gary Frost
Director de dietética, Hammersmith Hospital, NHS Trust, Londres

Profesor Stephen R. Bloom
Profesor de Medicina y Director de la División de Ciencia de la Investigación, Imperial College of Science, Technology and Medicine, Universidad de Londres

No Todos los Carbohidratos Engordan

La Dieta de la Revolución de la Glucosa

•

Dr. Anthony Leeds
Profesora Asociada Jennie Brand Miller
Kaye Foster-Powell
Profesor Asociado Stephen Colagiuri

PANORAMA EDITORIAL

NO TODOS LOS CARBOHIDRATOS ENGORDAN

Esta es una edición revisada y actualizada
de la REVOLUCION DE LA GLUCOSA

Título original en inglés:
THE G. I. FACTOR

First published in the English language by
Hodder and Stoughton

Traducido al español por:
Alejandra Medrano

Primera edición en español: 2004
Primera reimpresión: 2006
© Panorama Editorial, S.A. de C.V.
Manuel Ma. Contreras 45-B
Col. San Rafael 06470 - México, D.F.

Tels.: 55-35-93-48 • 55-92-20-19
Fax: 55-35-92-02 • 55-35-12-17
e-mail: panorama@iserve.net.mx
http://www.panoramaed.com.mx

Printed in Mexico
Impreso en México
ISBN 968-38-1308-9

SOBRE LOS AUTORES

PROFESORA ASOCIADA JENNIE BRAND MILLER es miembro del personal de enseñanza e investigación de la Unidad de Nutrición Humana, Departamento de Bioquímica, Universidad de Sydney. En 1975 se graduó en Bioquímica y en 1975 en Medicina General, en el Departamento de Ciencia y Tecnología de los Alimentos, en la Universidad de New South Whales. Tiene más de ciento cincuenta publicaciones, incluyendo cincuenta sobre el índice glucémico de los alimentos y sus aplicaciones en casos de diabetes, deporte y saciedad.

DR. ANTHONY LEEDS, es uno de los principales oradores del Departamento de Nutrición y Dietética en King's College, Londres. Se graduó en Medicina en Middlesex Hospital Medical School, en 1971. Fue compañero de estudios de David Jenkins (quien describió el índice glucémico en 1981) desde 1968 trabajó con él en la Unidad del Consejo de Investigaciones Gastroenterológicas hasta 1977. Continúa investigando sobre carbohidratos y fibras dietéticas en relación al nivel elevado de colesterol en la sangre, obesidad y diabetes; continúa su práctica médica de medio tiempo, y es miembro de la Asociación Europea de Editores Científicos. Preside el Foro de Alimentos y Salud en la Royal Societe of Medicine, el Comité de Acreditación del Instituto del Registro de los Biólogos de Nutricionistas y el Comité de Etica de Investigaciones del King's College, Londres.

KAYE FOSTER–POWELL es dietista–nutrióloga acreditada. En 1987 se graduó con honores como Licenciada en Ciencias y completó una Maestría en Nutrición y Dietética en 1994, ambos en la Universidad de Sydney. Tiene una extensa experiencia en manejo de diabetes y ha investigado las aplicaciones prácticas del índice glucémico durante los últimos cinco años. en la actualidad, es la dietista principal en Wentworth Area Diabetes Service, y conduce una práctica privada en Blue Mountains, New South Wales.

PROFESOR ASOCIADO STEPHEN COLAGIURI es el Director del Centro de Diabetes y el Director del Departamento de Endocrinología, Metabolismo y Diabetes, en el Prince of Wales Hospital en Randwick, New South Wales. Se graduó como MBBS en la Universidad de Sydney en 1970, y recibió su Membresía del Royal Australasian College of Physicians, en 1977. Tiene un nombramiento como Orador Senior en la Universidad de New South Wales. Tiene más de cien publicaciones científicas a su nombre, muchas de las cuales tratan la importancia de los carbohidratos en la dieta de las personas con diabetes.

Índice

Parte II
Su guía para comer con un I.G. bajo

Parte III
La tabla del factor I.G.

ELIMINANDO ALGUNOS MITOS SOBRE LOS ALIMENTOS

Este libro elimina muchos mitos sobre los alimentos y los carbohidratos.

Sabemos, a través de nuestra investigación científica sobre el índice glucémico que las siguientes creencias populares sobre los alimentos y los carbohidratos no son ciertas.

Mito 1 **Los alimentos con almidón, como el pan y las papas, engordan.**
No es cierto, el pan y las papas son alimentos con carbohidratos y, por lo tanto, se encuentran entre los mejores que puede consumir para ayudarse a perder peso.

Mito 2 **El azúcar es lo peor para las personas con diabetes.**
No es cierto, aún cuando se consuma sola, no tiene mayor efecto en los niveles de azúcar en la sangre que la mayoría de los almidones. La grasa es lo peor para las personas con diabetes.

Mito 3 **Todos los almidones se digieren lentamente en el intestino.**
No es cierto algunos almidones, como el que se encuentra en las papas, se digieren rápidamente.

Mito 4 **El azúcar causa alta presión sanguínea.**
No es cierto, el azúcar no tiene efecto directo sobre la presión sanguínea. La sal y los alimentos salados aumentan la presión sanguínea a aquellos que tienen ese riesgo.

Mito 5 **Las punzadas de hambre son inevitables si quiere bajar de peso.**
No es cierto, los alimentos ricos en carbohidratos, especialmente aquellos con un bajo factor I. G. (por ejemplo la avena y las pastas), mantendrán la sensación de satisfacción casi hasta la siguiente comida.

Mito 6 **El azúcar engorda.**
No es cierto, el azúcar no tiene ninguna propiedad engordadora. No tiene más posibilidades de ser convertida en grasa que cualquier otro carbohidrato. El azúcar, que a menudo se encuentra presente en los alimentos con energía y grasas concentradas podrían en ocasiones, parecer que se convierte en grasas, pero es la energía total (calorías) y no el azúcar contenida en esos alimentos densos lo que provoca que se elaboren más grasas.

Mito 7 **Los almidones son lo mejor para el desempeño deportivo óptimo.**
No es cierto, en muchos casos los alimentos con almidones son demasiado voluminosos como para ser ingeridos en la cantidad necesaria para las personas que practican deportes activos.

Mito 8 **Los alimentos con un alto contenido de grasa llenan más.**
No es cierto, estudios recientes demuestras que los alimentos con un alto contenido de grasa se encuentran entre los que menos satisfacen. Es extremadamente sencillo "sobreconsumir pasivamente" alimentos tales como papitas y frituras.

Mito 9 **Las dietas altas en azúcar son menos nutritivas.**
No es cierto, los estudios han demostrado que las dietas altas en azúcar (de una amplia variedad de fuentes, incluyendo lácteos y fruta) a menudo contienen niveles más altos de micronutrientes tales como calcio, riboflavina y vitamina C.

Mito 10 **Las dietas con un alto contenido de grasas siempre contienen mucha azúcar.**
No es cierto, la realidad es que las dietas con un alto contenido de grasas pueden ser bajas en azúcar y viceversa. La mayor parte de las fuentes de grasa en la dieta no están endulzadas (por ejemplo, las papitas), y la mayor parte de las fuentes de azúcar no contienen grasas (por ejemplo, los refrescos).

PUNTOS CLAVE DEL FACTOR DEL ÍNDICE GLUCÉMICO (I. G.)

- La dieta moderna es demasiado alta en grasas y no lo suficientemente alta en carbohidratos.
- Los carbohidratos que comemos son digeridos y absorbidos con demasiada rapidez, porque la mayor parte de los modernos alimentos con almidones tienen un alto factor I. G.
- El factor I. G. es una calificación de los alimentos basándose en su efecto general sobre los niveles de azúcar en la sangre (un bajo I. G. significa una menor elevación del azúcar en la sangre).
- Las personas maduras que siguen una dieta de bajo I. G. pueden ser menos propensas a desarrollar diabetes.
- Las dietas de bajo I. G. pueden ayudar a controlar la diabetes establecida.
- Las dietas de bajo I. G. pueden ayudar a la gente a bajar de peso.
- Las dietas de bajo I. G. ayudan a disminuir los lípidos en la sangre.
- Las dietas de bajo I. G. pueden mejorar la sensibilidad el cuerpo a la insulina.
- Las dietas de bajo I. G. pueden ayudar a reducir los riesgos de enfermedades cardiacas en algunas personas.
- Los alimentos de bajo I. G. reducen el I. G. de la comida en su totalidad.
- Un alimento con un alto factor I. G. + un alimento con un bajo factor I. G. = una comida con un factor I. G. intermedio.
- A fin de hacer el cambio use más:
  - cereales de bajo I. G. en el desayuno (de trigo integral y avena)
  - panes integrales (especialmente aquellos que contienen cebada y centeno)
  - productos de pastas en lugar de papas
  - frutas bajas en I. G.: peras, ciruelas pasas, manzanas
- Piense menos en los carbohidratos simples y complejos.
  - **Piense en el bajo I. G.**

INTRODUCCIÓN

•

La clase correcta de carbohidratos puede hacer una importante contribución a la calidad de su vida. Este libro sobre el índice glucémico, que hemos llamado factor I. G., lo ayudará a elegir la cantidad correcta de carbohidratos, como así también la clase correcta de carbohidratos para su estilo de vida y su bienestar. Lo ayudará a aumentar su ingesta de alimentos sin engrosar su cintura. Si no utiliza el factor I. G. a fin de mejorar el equilibrio de su cuerpo o su desempeño deportivo, entonces usted se estará perdiendo de mucho.

El factor I. G. es una herramienta científicamente validada en el manejo de las dietas de diabetes, reducción de peso y desempeño atlético. Los alimentos con un **bajo factor I. G.** ayudan a las personas a controlar su hambre, su apetito y sus niveles de azúcar en la sangre. Estos alimentos, de hecho ayudan a los atletas a prolongar su resistencia cuando se consumen antes de un evento. Después del primer evento, los alimentos con un **alto factor I. G.** han demostrado renovar las reservas de energía con mayor rapidez y dar a los atletas una mayor resistencia para eventos posteriores.

El factor I. G. (índice glucémico) de los alimentos es simplemente una calificación de éstos basada en sus efectos inmediatos sobre el nivel de azúcar en la sangre.

- Los alimentos con carbohidratos que se desintegran rápidamente durante la digestión tienen los más altos factores de I. G. La respuesta en el nivel de azúcar de la sangre es rápido y alto.
- Los carbohidratos que se desintegran lentamente, liberando glucosa gradualmente en el torrente sanguíneo tienen bajos factores I. G.

LAS BUENAS NOTICIAS

Nuestras investigaciones sobre el factor I. G. comenzaron en los ochentas, cuando las autoridades de salud de todo el mundo comenzaron a señalar la importancia de dietas altas en carbohidratos. Hasta entonces, las grasas dietéticas habían acaparado toda la atención de los medios (y hasta un cierto grado, esto sigue siendo cierto). Pero las dietas bajas en grasas son, *ipso facto,* altas en carbohidratos. La pregunta entonces se transformó en qué tipos de carbohidratos son mejores para:

- la buena salud,
- las personas que practican algún deporte, y
- las personas con diabetes.

Nuestra investigación desde principios de los ochentas ha contribuido al reconocimiento mundial de que la velocidad a la cual se digieren los carbohidratos en el tracto gastrointestinal (digestivo) tiene importantes implicaciones para todos.

Aunque el factor I. G. ha sido bien descrito en periódicos científicos y libros de texto sobre nutrición durante la última década, la información estaba limitada a la literatura científica. Nosotros creemos que ha llegado el momento de difundir las buenas noticias a un público más amplio y transmitir el hecho de que existen diferentes tipos de carbohidratos que funcionan de maneras diferentes. Por eso, escribimos *El Factor I. G.* a fin de proporcionarle una guía de los efectos fisiológicos de un alimento en sus niveles de azúcar en la sangre.

Las buenas noticias son que el factor I. G. ofrece una manera más sencilla y efectiva de ganarle la batalla a la acumulación y fluctuación en el azúcar en la sangre (glucosa). Las personas con diabetes en la familia, y los atletas serios, agradecerán las noticias. Para algunas personas aliviará la carga de culpa de comer mucho. Este es el primer libro en ofrecerle los hechos sobre los carbohidratos y el factor I. G.

¿PARA QUIÉN ES ESTE LIBRO?

El Factor I. G. es casi para todos. En particular es para aquellas personas que obtendrán más de poner en práctica el enfoque del factor I. G. –personas con diabetes, atletas y gente con exceso de peso. La mayoría de las personas tiene alguna noción de cómo sube y baja el azúcar en la sangre. El *Factor I. G.* le ofrece la verdadera historia sobre la conexión entre los carbohidratos y el azúcar en la sangre.

Este libro ofrece a las personas con diabetes un nuevo nacimiento a la vida, ¡literalmente! Muchas personas con diabetes descubren que, a pesar de hacer todas las cosas correctas, su nivel de azúcar continúa siendo muy alto. El factor I. G. permite a la gente con diabetes escoger la clase correcta de carbohidratos para el control del azúcar en la sangre.

Este libro ofrece a los atletas esa ventaja competitiva sobre sus rivales, al permitirles escoger los carbohidratos correctos para el óptimo desempeño en los deportes. Algunos atletas ya saben algo sobre la carga de los carbohidratos, pero piensan que suena demasiado complicado. Otros están siguiendo una dieta alta en carbohidratos pero se preguntan si algunos tipos de carbohidratos son mejores que otros.

Este libro también ayuda a responder las preguntas sobre el azúcar de los padres preocupados que se interesan en la salud y bienestar de su familia.

CÓMO PUEDE USAR ESTE LIBRO

Por favor, no se sienta tentado a saltarse los primeros capítulos del libro y sumergirse directamente en las aplicaciones específicas del factor I. G. para bajar de peso, diabetes o desempeño deportivo. Le recomendamos que lea los capítulos introductorios, ya que éstos le darán una visión general de la historia de los carbohidratos. Los hechos que aquí revelamos sobre los carbohidratos sorprenderán a muchas personas –hechos que pueden hacer la vida mucho más sencilla.

La Parte I contiene la información más actualizada sobre lo que compone una dieta balanceada y los motivos –información basada en investigaciones científicas, pruebas clínicas y experiencias de la vida real. Acentúa el valor de una dieta alta en carbohidratos y baja en grasas para todos. Le dice qué tipos de carbohidratos son mejores y por qué. Explica los motivos por los cuales el facto I. G. es la mejor herramienta para escoger los tipos correctos de carbohidratos para sus necesidades y su estilo de vida. Los capítulos cubren las maneras en las cuales puede utilizar el factor I. G. para perder peso, bajar su nivel de azúcar en la sangre , mejorar el desempeño deportivo y, posiblemente, reducir el riesgo de enfermedades cardiacas.

En la Parte II le mostramos cómo puede incluir más carbohidratos del tipo correcto en su dieta, le damos consejos para preparar comida y consejos prácticos y combinaciones alimenticias para que haga que el factor I. G. funcione para usted durante todo el día.

Si usted sólo busca los factores I. G., los encontrará en la Parte III, misma que contiene una lista de la A a la Z de más de doscientos cincuenta alimentos y sus factores I. G. Finalmente, encontrará una lista de referencias científicas en las páginas 182 a 184, que respaldan todo lo que decimos.

Jennie Brand Miller
Kaye Foster-Powell
Stephen Colagiuri

Sydney 1998

Anthony Leeds

Londres, 1998

PRIMERA PARTE

LO QUE NECESITA SABER SOBRE EL FACTOR I.G.

¿QUÉ TIENE DE MALO LA DIETA DEL PRESENTE?

●

LA DIETA ALTA EN CARBOHIDRATOS

●

TODO SOBRE EL FACTOR I.G.

●

RESPUESTA A SUS PREGUNTAS

●

REDUCCIÓN DE PESO

●

DESEMPEÑO DEPORTIVO ÓPTIMO

●

DIABETES

●

HIPOGLUCEMIA

●

RIESGO DE ENFERMEDADES CARDIACAS

1

¿QUÉ TIENE DE MALO LA DIETA DEL PRESENTE?

LO QUE COMIAN NUESTROS ANCESTROS

LO QUE REALMENTE NECESITAMOS COMER PARA LA SALUD Y EL CRECIMIENTO

¿QUE TIENE DE MALO LA DIETA DEL PRESENTE?

CON UN MOVIMIENTO DE LA VARITA MAGICA DE LAS GRASAS

POR QUE NECESITAMOS COMER MAS CARBOHIDRATOS

ENTONCES, ¿QUE ES UNA DIETA BALANCEADA?

•

LO QUE COMÍAN NUESTROS ANCESTROS

Nuestros ancestros sobrevivieron diez mil años con una dieta alta en carbohidratos y baja en grasas. Consumían sus carbohidratos en forma de frijoles, vegetales y cereales integrales. Ingerían sus azúcares en frutas fibrosas y bayas. La preparación de los alimentos era un proceso sencillo: se molían los alimentos entre dos piedras y se lo cocía sobre un fuego abierto. El resultado de este proceso era que todos los alimentos eran digeridos y absorbidos lentamente y el aumento del azúcar en la sangre era gradual y prolongado. Esto era ideal en cuanto a sus cuerpos se refería, porque ofrecía energía liberada lentamente que ayudaba a demorar el hambre y brindaba el combustible para el trabajo muscular mucho después de que la comida había sido ingerida. También era suave con el páncreas.

EL PÁNCREAS

El páncreas es un órgano vital que se sitúa cerca del estómago. Su función es la de producir la hormona de la insulina. Los carbohidratos estimulan la secreción de insulina más que cualquier otro componente de los alimentos. La absorción lenta de los carbohidratos contenidos en nuestros alimentos significa que el páncreas no tiene que trabajar tanto y produce menos insulina.

A medida que pasó el tiempo, las harinas fueron molidas cada vez más finamente y el salvado fue separado completamente del harina blanca. Con el advenimiento de los molinos de rueda de alta velocidad, en el siglo diecinueve, fue posible producir harina blanca, tan fina que se asemejaba al talco en apariencia y textura. Estas finas harinas blancas siempre han sido costosas porque con ellas se produce pan suave y delicioso, y esponjosos pasteles. Las variedades de fruta, tales como las manzanas y las naranjas también eran seleccionadas por su mayor dulzura y su menor contenido de fibras. A medida que crecieron las ganancias, las legumbres y frijoles, comúnmente consumidas por nuestros abuelos, fueron hechas a un lado y aumentó el consumo de carne. Como consecuencia, la composición de la dieta típica se modificó: comenzamos a comer más grasas y el tipo de carbohidratos de nuestra dieta cambió, convirtiéndose en una digerida y absorbida más rápidamente. También sucedió algo que no esperábamos. El aumento del azúcar en la sangre se elevaba después de la comida y permanecía alto por un periodo más prolongado de tiempo, estimulando al páncreas a producir más insulina.

Por lo tanto, no sólo teníamos un nivel más elevado de azúcar en la sangre después de la comida, también teníamos respuestas más altas de insulina. La insulina es una hormona que se necesita para metabolizar los carbohidratos. Pero tiene un efecto profundo en el desarrollo de muchas enfermedades. Los expertos médicos creen ahora que el alto nivel de insulina son uno de los principales factores responsables de las enfermedades cardiacas y la hipertensión. La insulina influye en la manera en la cual metabolizamos los alimentos, determinando si quemamos grasas o carbohidratos para satisfacer nuestras necesidades de energía y, finalmente, determinado si almacenamos grasa en nuestro cuerpo.

Por lo tanto, una de las maneras más importantes en las cuales nuestra dieta difiere de la de nuestros ancestros es la **velocidad de la digestión de los carbohidratos y el efecto resultante en los niveles de azúcar e insulina**

en la sangre. En resumen, las dietas tradicionales de todo el mundo contenían carbohidratos lentamente digeridos y absorbidos –alimentos que ahora sabemos que tienen un **bajo** factor I.C. (índice glucémico). En contraste, las dietas modernas, con sus rápidamente digeridas harinas blancas, se basan en alimentos con un **alto** factor I.G. (índice glucémico).

LO QUE REALMENTE NECESITAMOS COMER PARA LA SALUD Y EL CRECIMIENTO

La comida es parte de nuestra cultura y manera de vida. La elección de nuestros alimentos es determinada por numerosos factores que van desde las creencias religiosas al deliciosamente sensual papel que interpreta la comida en nuestras vidas. Para los bebés, la comida interpreta un papel calmante, que va mucho más allá de la satisfacción de la necesidad física inmediata. Para los adultos, la comida significa estatus –preparamos comidas especiales para ocasiones especiales para invitados especiales, a fin de demostrar respeto o amistad.

No es sorprendente que, con tantos factores que influyen en nuestra elección de alimentos, tendamos a pasar por alto el básico papel que interpreta la comida en la nutrición y crecimiento de nuestros cuerpos. En un estilo de vida ocupado, es sencillo ver la comida como una simple solución para vencer el hambre. En otras circunstancias, nos concentramos en los aspectos sociales de la comida y comemos demasiado.

En Australia, la División de Nutrición Humana de CSIRO ha desarrollado un modelo alimenticio en forma de pirámide, con el objeto de ofrecer una guía visual sobre los tipos y cantidades de alimentos que deberían ingerirse. En la República de Irlanda se utiliza una pirámide alimenticia similar, mientras que en el Reino Unido, los diferentes grupos de alimentos se presentan en un modelo de plato. Las diferencias de detalles (como por ejemplo el número total de porciones de frutas y vegetales –siete en Australia, cuatro en Irlanda y cinco en el Reino Unido) reflejan los diferentes patrones en el consumo de alimentos. Por muchas razones, nuestros hábitos alimenticios cumplen con muy pocas de las anteriores recomendaciones.

Los alimentos y bebidas cargadas de kilocalorías (en ocasiones llamados alimentos energéticos densos), tales como el alcohol, el chocolate, las frituras y pastelillos, ofrecen muy pocos nutrientes a cambio de una gran cantidad de kilocalorías. Es por la razón anterior por lo que las llamamos antojos y es mejor limitarlas a dos por día.

¿QUÉ TIENE DE MALO LA DIETA DEL PRESENTE?

La dieta occidental del presente es el producto de la industrialización basada en invenciones que van desde el molino de granos de Jethro Tull (en 1701) hasta los veloces molinos de acero para moler cereales (en el siglo diecinueve), y continúa para procesar los alimentos y ampliar su periodo de conservación. Los beneficios son muchos. Contamos con una abundante, relativamente barata, apetitosa (algunos dirían que demasiado apetitosa) y segura provisión de comida. Atrás han quedado los días de monótona alimentación, carencias en las provisiones de alimentos, los alimentos infestados de gusanos y adulterados. Atrás han quedado los días de la ampliamente difundidas deficiencias vitamínicas tales como el escorbuto y la pelagra. Los fabricantes de alimentos del presente se esfuerzan mucho por presentarnos productos irresistibles que satisfacen las demandas tanto de los consumidores exquisitos como las de aquellos conscientes de su salud.

Muchos de los nuevos alimentos siguen estando basados en nuestros cereales principales –finas harinas blancas, particularmente de trigo. Los molinos de alta velocidad muelen el grano para producir una fina harina blanca con partículas de pequeño tamaño, que produce los más finos panes, pasteles, galletas, cereales para el desayuno y alimentos chatarra.

Los químicos que estudian los cereales, al igual que los panaderos, saben que el harina con partículas más finas produce el producto final más apetitoso y duradero. Pero este esfuerzo por la excelencia en un área ha resultado en imprevistos problemas en otra. Los alimentos actuales producto de los cereales básicos, incluyendo el pan, se digieren y absorben rápidamente. El efecto en el nivel de azúcar de la sangre resultante, ha generado un problema para muchos de nosotros.

CON UN MOVIMIENTO DE LA VARITA MÁGICA DE LAS GRASAS...

Uno de los aspectos más indeseables de la dieta moderna es su alto contenido en grasas. Los fabricantes de alimentos, panaderos y chefs saben que nos encanta comer grasas. Adoramos su cremosidad y sensación en la boca y encontramos sencillo consumirlas en exceso. Hace que nuestra carne sea más tierna, que nuestros vegetales y ensaladas sean más apetitosos y que nuestros postres sean más deseables. Preferimos las papas a la francesa, o fritas, comemos el pescado capeado y frito y nuestras pastas con ricas y cremosas salsas. Con un movimiento de la varita de las grasas, las desabridas comidas altas en carbohidratos, como el arroz y el avena, se transforman mágicamente en muy apetitosas y llenas de kilocalorías, tales como el arroz frito y la granola. De hecho, cuando lo analizamos, una gran parte de nuestra dieta en la actualidad no es más que una indeseable pero deliciosa combinación de grasas y carbohidratos de rápida digestión.

¿QUÉ TIENE DE MALO NUESTRA MANERA DE COMER?

- La dieta moderna es demasiado alta en grasas y, por lo tanto, no es lo suficientemente alta en carbohidratos.
- ☛ Los carbohidratos que ingerimos son absorbidos con demasiada rapidez, porque la mayoría de las comidas harinosas modernas tienen un alto factor I.G.

POR QUÉ NECESITAMOS COMER MÁS CARBOHIDRATOS

Por una vez, los expertos son unánimes. Todos están de acuerdo en que los alimentos que ingerimos en el desayuno, comida y cena, al igual que los tentempiés entre comidas, deben ser bajos en grasas y altos en carbohidratos. La misma dieta que evita que subamos de peso, también reduce nuestro riesgo de desarrollar enfermedades cardiacas, diabetes y muchos tipos de cáncer. Esta misma dieta alta en carbohidratos y baja en grasas mejora nuestro desempeño deportivo.

Pero la historia no termina aquí. A fin de reducir el contenido de grasas en nuestra dieta, necesitamos comer una gran cantidad de alimentos con un alto contenido de carbohidratos y bajos en grasas. Los carbohidratos deben ser la principal fuente de energía en nuestra comida, no las grasas. Los carbohidratos y las grasas tienen una relación recíproca en nuestra dieta. Cuantos más carbohidratos consumimos, menor es nuestra ingestión de grasas. El nuevo énfasis en comer muchos alimentos con un alto contenido de carbohidratos ha concentrado su atención en **las diferencias entre los carbohidratos.**

ENTONCES, ¿QUÉ ES UNA DIETA BALANCEADA?

Balancear nuestra ingestión de alimentos con la velocidad a la cual nuestro cuerpo los usa, es algo que tiene mucho sentido. De esta manera, mantenemos nuestro peso. En estos días, sin embargo, este equilibrio resulta difícil de lograr. Es muy sencillo comer de más. Los alimentos refinados y cómodos, al igual que las comidas rápidas, frecuentemente carecen de fibra y contienen grasas, por lo cual antes de sentirnos satisfechos ya hemos consumido una sobredosis de kilocalorías. Es todavía más sencillo no hacer ejercicio. Lleva más tiempo caminar a algún lado que ir en automóvil (excepto, tal vez, durante la hora pico). Con nuestro consumo regularmente excediendo lo utilizado, el resultado para muchos de nosotros es el aumento de peso.

Los tiempos han cambiado desde los días de nuestros cazadores ancestros. Necesitamos adaptar nuestro estilo de vida a nuestra dieta colmada de kilocalorías y menores exigencias físicas- Se ha vuelto muy importante **aprovechar** los estallidos de actividad física cada vez que podamos, a fin de aumentar nuestro consumo de energía. Lo anterior podría significar utilizar las escaleras en lugar del elevador, caminar diez minutos durante la hora del almuerzo, utilizar una bicicleta fija mientras vemos las noticias, caminar a las tiendas a comprar el periódico del domingo, estacionar el automóvil a media milla de la oficina, o llevar a pasear al perro todas las noches. Hasta los quehaceres del hogar queman kilocalorías. Todos estos pequeños estallidos de actividad se acumulan para aumentar nuestro desgaste de kilocalorías.

Mientras que trabaja en aumentar su desgaste de kilocalorías, el factor I.G. puede ayudarlo a seleccionar los mejores alimentos para balancear su consumo. Su alta base de carbohidratos asegura una dieta satisfactoria y que no esté colmada de kilocalorías.

Por lo tanto, nuestro primer mensaje es reducir la cantidad de grasas que ingiere. Esto se aplica a todo tipo de grasas: saturadas, polisaturadas y monosaturadas. (Mientras que una dieta baja en grasas es buena para la mayoría de nosotros, no es apropiada para los niños que se apoyan en las grasas para crecer.) El fondo de este mensaje es comer más carbohidratos porque esto automáticamente reducirá su consumo de grasas. Los siguientes capítulos le explican cómo puede consumir más carbohidratos y qué alimentos debe escoger para reemplazar alimentos con un alto contenido de grasas. También va un paso más allá y le dice qué carbohidratos son mejores para la salud, y por qué.

2

LA DIETA ALTA EN CARBOHIDRATOS

¿COMO FUNCIONAN LOS CARBOHIDRATOS?

ENTONCES, ¿DE QUÉ SE COMPONE UNA DIETA ALTA EN CARBOHIDRATOS?

¿CUANTOS CARBOHIDRATOS NECESITA AL DIA?

REQUISITOS DE CARBOHIDRATOS PARA LOS QUE COMEN POCO

REQUISITOS DE CARBOHIDRATOS PARA LOS QUE COMEN MAS

¿QUE TIENE DE MALO ESTE MENU?

¿Y LAS DIFERENTES CLASES DE CARBOHIDRATOS?

EL NEXO CARBOHIDRATOS/FACTOR I.G.

•

Nuestros cuerpos queman combustible todo el tiempo, y el combustible que le agrada más a nuestros cuerpos son los carbohidratos. De la misma manera en la cual usted jamás intentaría hacer funcionar a su automóvil con petróleo –su fuente de energía esencial–, no debe intentar hacer funcionar a su cuerpo sin carbohidratos –la fuente de energía preferida por su cuerpo. Los carbohidratos son el combustible que utilizamos cuando caminamos, hablamos, pensamos, nos movemos, nos rascamos, bostezamos, saltamos o dormimos. ¡Todo!

Tal vez usted piense en los carbohidratos como el más importante de los ingredientes que hace que los alimentos sepan dulces. También es la parte harinosa de los alimentos, como el arroz, el pan, las papas y las pastas. De hecho, los carbohidratos son el nutriente más ampliamente consumido en el mundo, después del agua. Son importantes para el cuerpo humano porque producen glucosa. La glucosa es tan importante que si su dieta no aporta suficientes carbohidratos, su cerebro envía una señal de falta de glucosa, y el tejido muscular será consumido a fin de alimentar a su cerebro. Este indeseable estado es un poderoso argumento para incluir un mínimo de carbohidratos en su dieta diaria. Del cincuenta al sesenta por ciento de su consumo diario de kilojulios debe provenir de los carbohidratos.

¿CÓMO FUNCIONAN LOS CARBOHIDRATOS?

La principal fuente de glucosa para el cuerpo proviene de los azúcares y almidones contenidos en la comida. A fin de utilizarlos, el cuerpo debe primero deshacerlos en el intestino en una forma en la cual puedan absorberse y que las células puedan utilizar. Este proceso se llama digestión.

La digestión comienza en la boca cuando la **amilasa,** la enzima digestiva que contiene la saliva, se incorpora a la comida durante el masticado. La actividad de esta enzima se detiene en el estómago. La mayor parte de la digestión continúa sólo cuando los carbohidratos llega al intestino delgado. En éste, la amilasa del jugo pancreático rompe las moléculas grandes de almidones en moléculas de cadena corta. Estas y cualquier azúcar **disacárido** son rotos en monosacáridos más simples por las enzimas de las paredes intestinales. Los **monosacáridos** que resultan, **glucosa, fructosa** y **galactosa,** son absorbidos por la pared intestinal al torrente sanguíneo, donde se encuentran disponibles como una fuente de energía para las células.

La sangre mantiene un cierto nivel de glucosa a fin de distribuirlo entre el cerebro y el sistema nervioso central. Estos órganos no pueden funcionar adecuadamente sin glucosa. Para asegurar una provisión continua de glucosa, el cuerpo almacena su glucosa en los músculos y el hígado en la forma de glucógeno. Si usted está comiendo carbohidratos insuficientes, estas reservas de glucógeno son movilizadas y convertidas en glucosa. Una vez que el cuerpo ha utilizado su glucógeno, comenzará a deshacer las proteínas musculares a fin de sintetizar glucosa de los órganos vitales. Una dieta baja en carbohidratos lo hará sentirse con dolor de cabeza y mal, y causa la pérdida del tejido muscular no grasoso y agua –¡dos cosas que necesita conservar! No lo ayudará a perder peso, porque las reservas de grasa del cuerpo no pueden ser convertidas en glucosa.

¿QUÉ SON LOS CARBOHIDRATOS?

Los carbohidratos son una parte de los alimentos. Los almidones son carbohidratos, como así también lo son los azúcares y ciertos tipos de fibra. Los almidones son las reservas de la naturaleza creadas a partir de la energía del sol, dióxido de carbono y agua. El almidón se forma principalmente de la glucosa, que es un azúcar simple.

La forma más sencilla de carbohidrato es una molécula de azúcar simple. Químicamente, esta molécula de azúcar se conoce como **monosacárido** (**mono** significando uno, **sacárido** significando dulce). La glucosa es una molécula de azúcar simple que se encuentra en los alimentos y es la fuente más común de combustible para las células del cuerpo humano.

Si se unen dos moléculas de azúcar, el resultado es un **disacárido** (**di** significando dos). La sucrosa, o azúcar común, es un disacárido.

Los almidones son largas cadenas de moléculas de azúcar unidas como las cuentas de un collar de perlas. Se llaman **polisacáridos** (**poli** significando muchos). Los almidones no son dulces al gusto.

Las fibras dietéticas también poseen una estructura complicada, conteniendo muchas clases diferentes de moléculas de azúcar. Son diferentes de los almidones y azúcares en cuanto a que no son rotas por las enzimas digestivas humanas. La fibra llega al intestino grueso sin cambio. Una vez allí, las bacterias comienzan a fermentar y romper las fibras.

AZÚCARES ENCONTRADOS EN LOS ALIMENTOS

Monosacáridos (moléculas de azúcar simple)	**Disacáridos** (dos moléculas de azúcar unidas)
glucosa	maltosa = glucosa + glucosa
fructosa	sucrosa = glucosa + fructosa
galactosa	lactosa = glucosa + galactosa

FUENTES DE CARBOHIDRATOS

Los carbohidratos provienen principalmente de las plantas, tales como granos, frutas, vegetales y legumbres (chícharos y frijoles). La leche también contiene carbohidratos. La siguiente lista incluye alimentos que tienen un alto contenido de carbohidratos y muy pocas grasas. Coma mucho de todos ellos, evitando la mantequilla, margarina y aceite durante su preparación.

Cereal en grano, incluyendo arroz, trigo, avena, centeno, cebada y cualquier cosa hecha de ellos, tales como pan, pastas, cereales para desayuno y harina.

Frutas, incluyendo uvas, manzanas, naranjas, plátanos duraznos, melones, etc.

Vegetales, tales como papas, camote, elote, y papas dulces, todas tienen un alto contenido de carbohidratos.

Legumbres, chícharos y frijoles, incluyendo frijoles, lentejas, alubias, garbanzos, etc.

Leche, también contiene carbohidratos, en la forma de azúcar de la leche, o lactosa. La lactosa es el primer carbohidrato que conocemos al nacer. Use leche y yogur semidescremados o descremados, a fin de minimizar el consumo de grasas. Muchos productos lácteos bajos en grasas, contienen algo de azúcar. Esto ayuda a hacer más apetitosos a estos bastante desabridos o ácidos alimentos. El contenido de azúcar de estos productos no constituyen un problema.

FUENTES DE CARBOHIDRATOS

Porcentage de carbohidratos en gramos por 1000 gramos de comida

arroz 79%	chícharos secos 45%	leche 5%	plátano 21%
avena 61%	ciruela 6%	manzana 12%	pera 12%
azúcar 100%	elote 16%	naranja 8%	tapioca 85%
bizcochos de agua 71%	frijoles 11%	pan 47%	uvas 15%
bizcochos de trigo 62%	harina 73%	papa 15-20%	
cebada 61%	helado 22%	papa dulce ... 17%	
chícharos 8%	hojuelas de maíz 85%	pasitas 75%	
		pastas 70%	

ENTONCES, ¿DE QUÉ SE COMPONE UNA DIETA ALTA EN CARBOHIDRATOS?

Comer una dieta con un alto contenido de carbohidratos significa:

- ingerir alimentos ricos en carbohidratos en cada comida y asegurarse de que los carbohidratos compongan una alta proporción de la comida,
- ingerir alimentos ricos en carbohidratos entre comidas,
- incluir al menos la cantidad mínima de alimentos con carbohidratos sugeridos para los que comen poco (vea la página 30).

Comer una dieta con un alto contenido de carbohidratos también significa:

- no ingerir demasiadas proteínas o grasas. Los alimentos altos en grasas son una fuente concentrada de energía. Sólo hace falta una pequeña cantidad extra de ellos para desbalancear su dieta.

Recuerde, si está consumiendo una dieta alta en carbohidratos, entonces automáticamente ingerirá menos grasas.

¿CUÁNTOS CARBOHIDRATOS NECESITA AL DÍA?

La mayor parte de la población mundial consume una dieta alta en carbohidratos basada en cereales tales como arroz, maíz, mijo y alimentos basados en trigo, tales como pastas o pan. En los países en desarrollo, los carbohidratos pueden constituir un consumo de entre el setenta y el ochenta por ciento de la energía de una persona (kilocaloría). En los países desarrollados el consumo podría ser de la mitad de lo anterior. En Estados Unidos de América y Canadá, el Reino Unido, Irlanda, Australia y Nueva Zelanda, los carbohidratos típicamente contribuyen sólo entre el cuarenta y el cuarenta y cinco por ciento de la ingestión de energía (kilocaloría). En estos países, los carbohidratos, la fuente de energía vital del cuerpo, tienden a ser superados por las proteínas y las grasas.

Las recomendaciones actuales sugieren que deberíamos estar consumiendo al menos entre un cincuenta y un cincuenta y cinco por ciento de nuestra ingestión total de energía en forma de carbohidratos. A fin de hacerlo, debemos consumir ciento cincuenta gramos de carbohidratos por cada mil kilocalorías (4,200 kilojulios). Para una dieta de energía baja (1,200 kilocalorías/5,000 kilojulios), esto significa ingerir al menos ciento noventa gramos de carbohidratos al día (el equivalente a catorce rebanadas de pan). Una persona joven y activa, con requisitos más altos de energía, digamos alrededor de dos mil kilocalorías (8,400 kilojulios), requeriría trescientos gramos de carbohidratos (el equivalente a veinticuatro rebanadas de pan). Como muestra de lo anterior, hemos calculado un ejemplo del consumo de carbohidratos para los que comen poco y para otros que comen más (vea las páginas 30 y 31).

El número de kilocalorías y, por lo tanto, la cantidad de carbohidratos necesarios, varían mucho entre diferentes personas. Sus requerimientos de kilocalorías dependen de su edad, sexo, nivel de actividad y tamaño corporal. No es posible publicar cantidades promedio que se apliquen a todos los lectores. Si usted desea más información sobre su propias y específicas necesidades de kilocalorías y carbohidratos, sugerimos que consulte a un dietista. Los dietistas pueden ayudarlo a evaluar sus requisitos de energía y calcular exactamente cuántos carbohidratos necesita. La mayoría de nosotros no necesitamos consultar a un dietista o llevar la cuenta de la cantidad de gramos de carbohidratos que comemos a diario. Pero para algunas personas, como los atletas, podría ser necesario vigilarla, a fin de asegurarse de estar consumiendo la cantidad suficiente de carbohidratos.

CÓMO ENCONTRAR UN DIETISTA

Si usted siente que necesita consultar sobre sus requerimientos de energía y la cantidad de carbohidratos que debería comer, consulte a su médico familiar.

Sin embargo, si está buscando maneras de mejorar su propia dieta, las siguientes son tres cosas que es importante recordar.

1. Identifique las fuentes de grasa y busque maneras en las cuales pueda reducirlas o eliminar por completo los alimentos con un alto contenido de grasas.
2. Podría necesitar comer más cuando agregue carbohidratos a su dieta, la mayoría de la gente lo hace.
3. Una dieta baja en grasas no es adecuada para niños menores a los cinco años de edad. Ellos necesitan la energía extra que ofrecen las grasas, para el crecimiento y el desarrollo normal.

REQUISITOS DE CARBOHIDRATOS PARA LOS QUE COMEN POCO

Usted puede considerar que come poco si:

- es una mujer de complexión delgada,
- tiene poco apetito,
- lleva a cabo muy pocas actividades físicas,
- está intentando bajar de peso.

Hasta aquellos que comen menos necesitan los siguientes alimentos todos los días:

- alrededor de cuatro rebanadas de pan o su equivalente (galletas, roles o bisquets),
  MÁS
- alrededor de tres piezas de fruta o el equivalente (jugo, fruta seca),
  MÁS
- dos porciones grandes de verdura cocidas con un alto contenido de carbohidratos (elote, legumbres, papas, camote),
  MÁS
- al menos una porción grande de cereal o alimento en grano (cereal para el desayuno, arroz cocido, o pastas, u otros granos),
  MÁS
- 400 ml (14 onzas) de leche semidescremada o su equivalente (yogur, helado). Esto incluye leche en su té y café y con su cereal.

Si estas cantidades suenan bien para usted, pruébelo como cantidad mínima de carbohidratos. Esto aporta doscientos veinticinco gramos de carbohidratos, adecuada para una dieta de mil quinientas kilocalorías (6,300 kilojulios).

Escuche a su apetito si exige más.

REQUISITOS DE CARBOHIDRATOS PARA LOS QUE COMEN MÁS

El papel del que come más le quedará si usted:

- es una mujer joven y activa de una complexión normal,
- lleva a cabo actividades físicas con regularidad (pero no ejercicio extenuante),

- un hombre adulto o un joven adolescente,
- trabaja como obrero.

Los que comen más necesitan consumir:

- alrededor de ocho rebanadas de pan o su equivalente (galletas, roles o bisquets),
  MÁS
- alrededor de tres piezas de fruta o el equivalente (jugo, fruta seca),
  MÁS
- dos porciones grandes de verdura cocidas con un alto contenido de carbohidratos (elote, legumbres, papas, camote),
  MÁS
- al menos dos porciones grandes de cereal o alimento en grano (cereal para el desayuno, arroz cocido, o pastas, u otros granos),
  MÁS
- 400 ml (14 onzas) de leche semidescremada o su equivalente (yogur, helado).

Esto provee trescientos setenta y cinco gramos de carbohidratos, lo que es adecuado para una dieta de dos mil quinientas kilocalorías (10,500 kilojulios). Esto es apropiado para un adulto joven y activo de una constitución normal.

Un atleta que se está entrenando duramente, por lo general necesitará comer el doble de la anterior cantidad de carbohidratos.

Los carbohidratos son los nutrientes que más sacian. Esto simplemente significa que satisface su apetito y lo llena. El consumo excesivo de alimentos es altamente improbable cuando se sigue una dieta alta en carbohidratos y baja en grasas. Por lo tanto, base su dieta en alimentos con un alto contenido de fibra y carbohidratos, como panes integrales, cereales, fruta, vegetales y legumbres y deje que su apetito le dicte cuánto.

¿QUÉ TIENE DE MALO ESTE MENÚ?

Observe este menú. Para muchas personas podría ser muy familiar.

- **DESAYUNO**
  dos rebanadas de pan integral tostado con mantequilla y un café blanco de extracto de levadura, nada de azúcar.

- **MEDIA MAÑANA**
  una manzana
  té blanco.

- **ALMUERZO**
  una ensalada mixta grande, conteniendo una gran variedad de vegetales con una rebanada de queso cheddar, un huevo y unas pocas galletas (sin mantequilla), café blanco sin azúcar.

- **CENA**
  bistec asado
  zanahorias, frijoles, coliflor y una papa
  café blanco sin azúcar.

- **BOCADILLO NOCTURNO**
  un puñado de cacahuates.

Energía total: 1,400 kilocalorías (6,000 kilojulios).
Grasas: 75 gramos.
Carbohidratos: 105 gramos.
Fibra: 20 gramos.

Observando un análisis de este día, podemos ver que:

1. **Tiene un bajo contenido de carbohidratos.**
   Sólo el treinta por ciento de la energía total es aportada por carbohidratos. Se recomienda ampliamente que al menos el cincuenta por ciento de nuestra energía diaria debe provenir de los carbohidratos.

A fin de mejorar esta dieta es esencial agregar carbohidratos.

- Incluya al menos un plato de cereal y una fruta en el desayuno.
- Cambie las galletas del almuerzo por dos rebanadas de pan.
- Sustituya los cacahuates por un yogur bajo en grasas como bocadillo nocturno.
- Añada un elote a los vegetales de la cena.
- Pruebe los duraznos enlatados como postre.

2. **Tiene un alto contenido de grasas.**
El cuarenta y seis por ciento de la energía total es aportada por las grasas.
Se recomienda ampliamente que menos del treinta por ciento de la energía provenga de las grasas.

A fin de mejorar esta dieta, elimine algo de grasa.

- Elimine la mitad de la mantequilla que pone en su pan tostado.
- Utilice una rebanada de queso bajo en grasas, o jamón, o un huevo en el almuerzo, no queso y huevo.
- Reduzca la porción de carne –escoja un filete pequeño.
- ¡Renuncie a los cacahuates! Sustitúyalos por yogur bajo en grasas o fruta enlatada, o helado bajo en grasas con fruta.

Para obtener el porcentaje de energía provisto por los carbohidratos, los gramos de éstos se multiplican por cuatro (el número de kilocalorías provistas por gramo de carbohidratos) y luego se dividen por el número total de kilocalorías.

Así: (105 x 4 x 100)/1500 = 28 por ciento

¿Y LAS DIFERENTES CLASES DE CARBOHIDRATOS?

Tradicionalmente, los carbohidratos han sido clasificados en términos de su estructura química. Sabemos, gracias a las investigaciones científicas y pruebas clínicas con personas reales, que todo el concepto de los carbohidratos simples y complejos no nos dice nada respecto a la manera en la cual realmente se comportarán en nuestro cuerpo. Hasta hace poco, era por lo general creído que los carbohidratos complejos, o almidones, tales como el arroz y la papa se digerían y absorbían lentamente y que, por lo tanto, provocaban sólo un pequeño aumento en el azúcar en la sangre. Por otro lado, se asumía que los azúcares simples se digerían y absorbían rápidamente, produciendo un gran y rápido aumento en el azúcar en la sangre. Estas conjeturas eran muy incorrectas.

Olvide las palabras carbohidratos simples y complejos. Piense en términos de bajo y alto factor I.G.

EL NEXO CARBOHIDRATOS/FACTOR I.G.

Los estudios más recientes están revelando que las respuestas fisiológicas a los alimentos (la manera en la cual la comida actúa en el cuerpo) son mucho más complicadas de lo que se pensaba con anterioridad. Lo que es cierto es que diferentes alimentos que contienen carbohidratos tienen efectos distintos en los niveles del azúcar en la sangre.

Los científicos han comenzado a estudiar las respuestas reales del azúcar en la sangre en personas reales hace sólo unos pocos años; personas sanas y personas con diabetes. Les dieron alimentos reales –no soluciones de azúcares y almidones disueltas en agua. Midieron los niveles de azúcar en la sangre a intervalos frecuentes, por un periodo de las dos a tres horas posteriores a la comida. Luego, con el objeto de comparar los alimentos de acuerdo a su verdadero efecto fisiológico en los niveles de azúcar en la sangre, acuñaron el término "índice glucémico".

El índice glucémico (o factor I.G., como lo hemos llamado) es una clasificación de los alimentos del 0 al 100 que nos dice si un alimento elevará dramática, moderada o levemente, los niveles de azúcar en la sangre.

Esta investigación ha invalidado algunas creencias ampliamente sostenidas.

La primera sorpresa fue que muchos alimentos con almidón (pan, papas y muchos tipos de arroz) se digieren y absorben rápidamente, no lentamente como se había asumido siempre.

Segundo, descubrieron que cantidades moderadas de alimentos azucarados (pasteles, helados, etc.) no generaban un incremento dramático en el azúcar en la sangre como siempre se había creído. La verdad era que los alimentos que contenían azúcar mostraban una respuesta en el nivel de azúcar en la sangre de baja a moderada, más baja que alimentos tales como el pan.

Por lo tanto, es tiempo de olvidar las viejas distinciones que se hacían entre los alimentos con almidones y los azucarados, o los carbohidratos simples y los compuestos. Estas distinciones se basan en análisis químicos de los alimentos, que no reflejan totalmente los efectos de éstos en el cuerpo. El factor I.G. nos acerca más a una comprensión completa de cómo responde el cuerpo a los alimentos con carbohidratos.

El factor I.G.
es una clasificación de los alimentos
que se basa en sus efectos
en los niveles del azúcar en la sangre.

El siguiente capítulo le explica todo sobre el factor I.G.

¿AZÚCAR O GLUCOSA EN LA SANGRE?

El azúcar en la sangre y la glucosa en la sangre significan lo mismo, aunque el último término es técnicamente más correcto. Sin embargo, en este libro utilizamos el término azúcar en la sangre porque es más ampliamente comprendido.

3

TODO SOBRE EL FACTOR I.G.

LA CLAVE ES LA VELOCIDAD DE LA DIGESTION

POR QUE EL FACTOR I.G. ES TAN IMPORTANTE

¿PUEDE EL FACTOR I.G. SER APLICADO A COMIDAS REALES?

¿QUE ES LO QUE DA A UN ALIMENTO UN ALTO FACTOR I.G. Y UNO BAJO A OTRO?

EL EFECTO DE LAS GRASAS Y LAS PROTEINAS EN EL FACTOR I.G.

EL EFECTO DEL AZUCAR EN EL FACTOR I.G.

EL EFECTO DE LA FIBRA EN EL FACTOR I.G.

EL EFECTO DE LOS ANTINUTRIENTES EN EL FACTOR I.G.

•

El concepto del índice glucémico (el factor I.G.) fue desarrollado por primera vez en 1981 por el Dr. David Jenkins, un profesor de nutrición en la Universidad de Toronto, Canadá, con el objeto de determinar cuáles eran los mejores alimentos para las personas con diabetes. En esa época, la dieta para los diabéticos se basaba en un sistema de intercambio o porciones de carbohidratos, lo cual era muy complicado y no demasiado lógico. El sistema de intercambio de carbohidratos asumía que todos los alimentos con almidones producen el mismo efecto en el azúcar de la sangre, aun cuando algunos estudios anteriores y habían probado que eso no era correcto. Jenkins fue uno de los primeros investigadores en cuestionar esta conjetura e investigar cómo se comportan realmente los alimentos en los cuerpos de personas reales.

El enfoque de Jenkins atrajo una gran cantidad de atención, porque era muy lógico y sistemático. El y sus colegas habían probado una gran cantidad de alimentos comunes. Algunos de sus resultados fueron sorprendentes. El helado, por ejemplo, a pesar de su contenido de azúcar, tenía mucho menos efecto en el azúcar en la sangre que el pan común. Durante los quince años siguientes, los investigadores médicos y científicos de todo el mundo, incluyendo a los autores de este libro, probaron los efectos de muchos alimentos en los niveles de azúcar en la sangre y desarrollaron un nuevo concepto para clasificar los carbohidratos basándose en el índice glucémico (factor I.G.) de los alimentos.

Por algunos años, el índice glucémico fue un área muy controversial. Había tanto ávidos defensores y oponentes de este nuevo enfoque para clasificar carbohidratos. Los dos bandos casi llegaban a las manos en las conferencias, que tenían como objetivo llegar a un consenso.

Inicialmente, existió cierto criticismo justificado. En los primeros días, no había evidencia de que los factores I.G. de los alimentos individuales pudiese ser aplicado a comidas elaboradas, ni que el enfoque tuviese beneficios a largo plazo. No existían estudios sobre la reproductibilidad ni sobre la consistencia de los factores I.G. de un país a otro. Muchos de los primeros estudios utilizaron voluntarios sanos y no había evidencia de que los resultados pudiesen aplicarse a personas diabéticas. Pero ahora que la evidencia existe y que conocemos los factores I.G. de más de seiscientos alimentos, todas las primeras dudas han sido eliminadas. En la actualidad, todos los estudios clínicos llevados a cabo en el Reino Unido, Francia, Italia, Australia y Canadá, han probado si lugar a dudas el valor del índice glucémico. Notablemente, Estados Unidos de América sigue siendo uno de los últimos bastiones de la oposición. ¡Esto podría tener más que ver con la política académica que con la ciencia!

El índice glucémico (o factor I.G.) de los alimentos es simplemente una clasificación de éstos con base en su efecto inmediato en los niveles del azúcar en la sangre. A fin de hacer una comparación justa, todos los alimentos son comparados con un alimento de referencia, tal como la glucosa pura y son probados en cantidades equivalentes de carbohidratos.

En la actualidad, conocemos los factores I.G. de cientos de alimentos diferentes, que han sido probados siguiendo el método estandarizados. La tabla de las páginas 40 a la 43 dan los factores I.G. de una variedad de alimentos comunes, incluyendo a muchos probados por la Universidad de Sydney. La tabla de factores I.G. que figura en la Parte III ofrece los factores I.G. de más de doscientos cincuenta alimentos.

LA CLAVE ES LA VELOCIDAD DE LA DIGESTIÓN

Los alimentos con carbohidratos que se quiebran rápidamente durante la digestión tienen los factores I.G. más elevado. La respuesta del azúcar en la sangre es rápida y elevada. En otras palabras, la glucosa (o azúcar) en el torrente sanguíneo aumenta con rapidez. Por el contrario, los carbohidratos que se quiebran lentamente, liberando glucosa de manera gradual en el torrente sanguíneo, tienen factores I.G. bajos. Una analogía de lo anterior, podría ser la popular fábula de la tortuga y la liebre. esta última, de la misma manera que los alimentos con I.G. alto, se aleja rápidamente, a toda carrera, pero pierde la competencia ante la tortuga, con su paso lento y continuo. De la misma manera, los lentos y continuos alimentos con bajo I.G. producen una suave curva de nivel de azúcar en la sangre, sin alocadas fluctuaciones.

En general y para la mayoría de la gente, los alimentos con bajo factor I. C. tienen ventajas sobre aquellos con altos valores I.G. Pero hay algunos atletas que se pueden beneficiar del uso de alimentos con alto I.G. durante y después de una competencia. Esto se trata en el capítulo 6.

La sustancia que produce la mayor elevación en los niveles de azúcar en la sangre es la glucosa pura. Todos los demás alimentos tienen un efecto mejor cuando se consumen en cantidades iguales de carbohidratos. El factor I.G. de la glucosa pura se establece en cien, y todos los demás alimentos se clasifican en una escala del cero al cien, de acuerdo con su efecto real en el nivel de azúcar en la sangre.

El factor I.G. de un alimento no puede predecirse a partir de su composición o del factor I.G. de alimentos relacionados. Para probar el factor I.G., se requiere de alimentos reales y de personas reales. Describimos cómo se mide el factor I.G. de un alimento en el siguiente cuadro. No existe ninguna prueba sustituta, poco costosa y sencilla. Los métodos estandarizados siempre se siguen a fin de que los resultados de un grupo de personas puede ser directamente comparado con los de otro grupo.

CÓMO MIDEN EL FACTOR I.G. LOS CIENTÍFICOS

1. Se entrega a un voluntario una cantidad de alimentos conteniendo cincuenta gramos de carbohidratos a fin de que los ingiera. Por ejemplo, a para probar las papas hervidas, es necesario dar al voluntario doscientos cincuenta gramos de papas, porción que provee cincuenta gramos de carbohidratos (resolvemos esto a partir de tablas de composición de los alimentos) –cincuenta gramos de carbohidratos es el equivalente a tres cucharadas de polvo de glucosa puro.

2. Durante las siguientes dos horas (o tres horas si el voluntario tiene diabetes), tomamos una muestra de su sangre cada quince minutos durante la primera hora y luego cada media hora. El nivel de azúcar de estas muestras de sangre es medido en el laboratorio y registrado.
3. El nivel de azúcar en la sangre se grafica y el área bajo la curva es calculada utilizando un programa de computadoras (Figura 1).

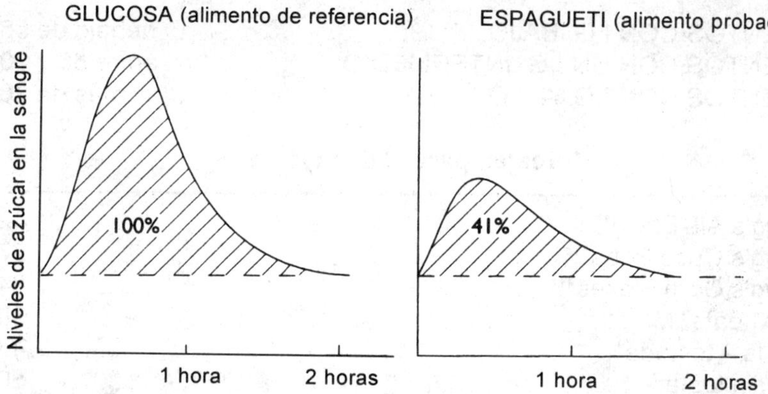

Figura 1. Midiendo el factor I.G. de un alimento. El efecto del alimento en los niveles de azúcar en la sangre se calculan utilizando el área bajo la curva (área rayada). El área debajo de la curva después del consumo del alimento probado se compara con la misma área del alimento de referencia (por lo general 50 gramos de glucosa pura o una porción de 50 gramos de los carbohidratos de pan blanco).

4. La respuesta del voluntario a las papas (o a cualquier alimento que se esté probando) se compara con la respuesta del azúcar en su sangre a cincuenta gramos de glucosa pura (el alimento de referencia).
5. El alimento de referencia se prueba en dos o tres ocasiones separadas y se calcula un valor promedio. Lo anterior se lleva a cabo a fin de reducir el efecto de las variaciones de un día a otro en las respuestas del azúcar en la sangre.

EL ÍNDICE GLUCÉMICO DE ALGUNOS ALIMENTOS POPULARES

(Glucosa = 100)

Clave

* Alimentos que contienen cantidades relativamente altas de grasas.

Rangos I.G.: las figuras forman un continuo, pero en general:

ALIMENTOS CON I.G. BAJO: . . . . debajo de 55
ALIMENTOS CON UN I.G. INTERMEDIO: . . . . entre 55 y 70
ALIMENTOS CON I.G. ALTO: . . . . más de 70

Cereales para el desayuno

Alimento	I.G.
Kellogg's All–Bran™	42
Kellogg's Coco Pops™	77
Kellogg's Corn Flakes™	84
Mini WheatsTM	58
Granola – tostada*	43
sin tostar	56
Avena cocida con leche	42
Kellogg's Rice Krispies™	82
Kellogg's Special K™	54
Kellogg's Raisin Bran™	52

Granos y pastas

Alimento	I.G.
Trigo sarraceno	54
Bulgur	48
Arroz – Basmati	58
integral	76
integral de cocimiento rápido	80
blanco	87
Tallarines – instantáneos	46
Pastas – fettuccine con huevo	32
ravioles (de carne)	39
espagueti	41
vermicelli	35
Tortillas	68

Pan

Rosca	72
Cuernito*	67
Buñuelo	69
Pan de frutas (blanco)	47
Pan de granos	46
Pan de pita	57
Pan de centeno – por ejemplo el pumpernickel	41
Pan de harina – por ejemplo el pan negro	76
Pan blanco	70
Pan integral	69

Galletas/bolillo

Bizcochos de agua	78
Bolillo	81

Galletas dulces

Amaranto	63
Avena	55
Integrales	62
Mantequilla (comerciales)	64

Pasteles

Bizcochuelo	46
Pastelillo de manzana*	44
Pastel de plátano*	47
Waffles	76

Vegetales

Betabel	64
Calabaza	75
Camote	51
Chícharos (verdes)	48
Elote	55
Nabo	72
Papa — asada	85

nueva	62
a la francesa	75
Papa dulce	54
Pastinaca	97
Zanahorias	49

Legumbres

Chícharos secos	33
Frijoles horneados	48
Habas	79
Habichuelas	31
Judías	38
Frijol de soja	18
Frijoles	27
Lentejas	28

Fruta

Cerezas	22
Chabacano	31
Ciruelas	39
Durazno – enlatado en almíbar	30
fresco	42
Kiwi	52
Mango	55
Manzana	38
Melón	65
Naranja	44
Papaya	58
Pasitas	64
Pera	38
Piña	66
Plátano	55
Sandía	72
Sultanas	56
Toronja	25
Uvas	46

Productos lácteos

Leche – entera	27
descremada	32
chocolatada	34
flan (hecho con polvo)	43
Helado	61
bajo en grasas	50
Yogur saborizado, bajo en grasas	33

Bebidas

Cidra (diluida)	66
Fanta™	68
Jugo de manzana	40
Jugo de naranja	46
Lucozade ™	95

Bocadillos y botanas

Barritas de pescado	38
Cacahuates*	14
Fritos de maíz*	72
Palomitas de maíz	55
Papitas*	54
Salchichas*	28
Sopa – chícharos	66
lentejas	44
tomate	38

Dulces

Barra de granola*	61
Chocolate*	49
Jelly beans	80

Azúcares

Miel	58
Fructosa	23
Glucosa	100
Lactosa	46
Maltosa	105
Sucrosa	65

En total, deben ser analizadas entre ocho y diez personas, y el factor I.G. del alimento es el valor promedio del grupo. Sabemos que esta cantidad promedio es reproducible y que un grupo diferente de voluntarios producirá un resultado muy similar. Los resultados obtenidos en un grupo de personas con diabetes son comparables a aquellos que resultan de individuos que no padecen dicha enfermedad.

Lo importante es notar que todos los alimentos se prueban en cantidades similares de carbohidratos. Por ejemplo, se prueban cien gramos de pan (alrededor de 3½ rebanadas de pan de caja) porque esta cantidad contiene cincuenta gramos de carbohidratos. De la misma manera, sesenta gramos de jelly beans (con un contenido de cincuenta gramos de carbohidratos) se comparan con el alimento de referencia. Sabemos cuántos carbohidratos están contenidos en un alimento al consultar las tablas de composición de alimentos, los datos del fabricante, o midiéndolo nosotros mismos en el laboratorio.

¿GLUCOSA O PAN BLANCO?

Algunos científicos decidieron utilizar una porción de cincuenta gramos de carbohidratos de pan blanco como el alimento de referencia, porque es más fisiológico –típico de lo que realmente comemos. En esta escala, donde el factor I.G. del pan blanco se ubica en 100, algunos alimentos tendrán un valor mayor a 100 porque su efecto en los niveles de azúcar en la sangre es más alto que el del pan.

El uso de dos estándares ha causado alguna confusión, pero es posible convertir uno al otro utilizando el factor 1.4 (100/70 –el pan blanco tiene un valor I.G. de 70 cuando la glucosa es el alimento de referencia).

A fin de evitar la confusión a lo largo de este libro, nos referimos a todos los alimentos de acuerdo a un estándar en el cual la glucosa es igual a 100. La tabla de factor I.G. que aparece en la Parte III da los valores de ambos estándares.

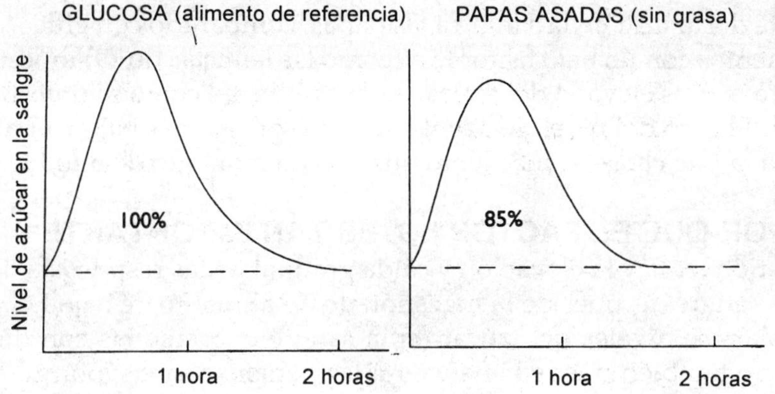

Figura 2. El efecto de la glucosa pura (50 gramos) y las papas asadas (porción de 50 gramos de carbohidratos) en los niveles de azúcar en la sangre.

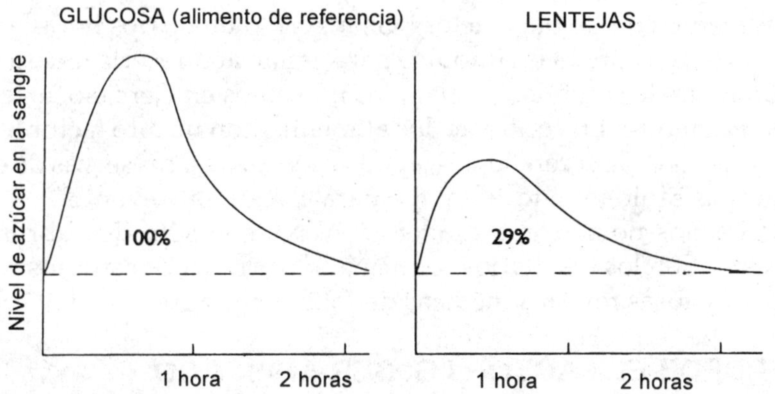

Figura 3. El efecto de la glucosa pura (50 gramos) y las lentejas (porción de 50 gramos de carbohidratos) en los niveles de azúcar en la sangre.

Cuanto más alto el factor I.G., más altos los niveles de azúcar en la sangre después del consumo de los alimentos. Los alimentos con un I.G. elevado tendrán un pico alto y mantendrán un nivel de azúcar en la sangre más elevado por más tiempo.

Los Rice KrispiesTM (su factor I.G. es igual a 82) y las papas asadas (su factor I.G. es igual a 85) tienen factores I.G. muy altos, lo cual significa que su efecto en los niveles de azúcar en la sangre es casi tan alto como el de una cantidad igual de puré de glucosa (sí, leyó bien). La Figura 2 muestra la respuesta del azúcar en la sangre a las papas, comparado con glucosa pura. Los alimentos con un bajo factor I.G. (como las lentejas, de 29) muestra una respuesta menos elevada del azúcar en la sangre, tal como se muestra en la Figura 3. El pico del nivel de azúcar en la sangre es más bajo y el nivel de regreso a la línea base es más lento que con un alimento de alto I.G.

POR QUÉ EL FACTOR I.G. ES TAN IMPORTANTE

La digestión lenta y la elevación y caída gradual de las respuestas del azúcar en la sangre después de la ingestión de un alimento de bajo I.G. ayuda a controlar los niveles de azúcar en la sangre en personas con diabetes. Este efecto también puede beneficiar a las personas sanas, porque reduce la secreción de la hormona de insulina durante el curso del día. (Esto se discute en detalle en la página 76 y en el capítulo 7.) La digestión más lenta ayuda a demorar el hambre y a promover la pérdida de peso en las personas con exceso de peso.

Un alimento con un bajo factor I.G., ingerido una o dos horas antes de un evento, da al tri-atleta un impulso para ganar, al ofrecerle una fuente de liberación lenta de combustible para los músculos en ejercicio, extendiendo así su resistencia. En contraste, los alimentos con un alto factor I.G. consumida después de la competencia, ayuda a restaurar las reservas de energía muscular más rápidamente, a tiempo para el siguiente evento.

Estos hechos no son una exageración. No son sólo descubrimientos preliminares. Son los resultados confirmados de muchos estudios publicados en prestigiosas revistas médicas de todo el mundo.

¿PUEDE EL FACTOR I.G. SER APLICADO A COMIDAS REALES?

Normalmente, las comidas reales consisten en una variedad de alimentos. Aún así podemos aplicar el factor I.G. a estas comidas reales, a pesar de que los valores I.G. originalmente se derivan de probar alimentos individuales aislados. Los científicos han descubierto que es posible predecir la elevación del azúcar en la sangre de una comida basada en varios alimentos con diferentes factores I.G. El contenido total de carbohidratos de la comida y la contribución de cada alimento al total al total de carbohidratos debe ser conocido. Datos como estos pueden encontrarse en las tablas de composición de los alimentos.

Por ejemplo, digamos que consume un desayuno basado en jugo de naranja Weetabix™ con leche y una rebanada de pan tostado con una fina capa de mantequilla. En la siguiente tabla, usted podrá ver cómo ha sido calculado el factor I.G. del total de la comida. Podría parecer complicado. En la práctica, la gente no necesita hacer esta clase de cálculos. Pero los dietistas y los investigadores de la nutrición a veces tienen que hacerlos. Muchos estudios han demostrado una relación cercana entre la respuesta de azúcar en la sangre predicha (basada en los factores I.G. publicados sobre los efectos relativos de diferentes alimentos y comidas) y la respuesta real observada de azúcar en la sangre.

CÓMO CALCULAMOS EL FACTOR I.G. TOTAL DE UNA COMIDA, BASÁNDONOS EN VARIOS ALIMENTOS CON DIFERENTES VALORES I.G.

Comida mezclada	Carbohidratos (g)	% total de carbohidratos	Factor I.G.	Contribución al I.G. de la comida
Jugo de naranja 150 ml	12.5	26	46	26% × 46 = 12
Weetabix™ 30 g	21	43	69	43% × 69 = 30
Leche 150 ml	7	15	27	15% × 27 = 4
1 rebanada de pan	13	27	70	27% × 70 = 19
Total	**48**	**100**		**Meal G.I. = 65**

¿QUÉ ES LO QUE DA A UN ALIMENTO UN ALTO FACTOR I.G. Y UNO BAJO A OTRO?

Durante más de quince años, los científicos han estado estudiando qué hace que una comida sea baja y otra alta. Existe una gran cantidad de información que puede fácilmente confundir. Hemos resumido los resultados de su investigación en la siguiente tabla, misma que observa los factores que influyen en el factor I.G. de un alimento.

El mensaje clave es que el estado de los almidones en los alimentos es, por mucho, el principal factor en influir sobre el valor I.G. Ese es el motivo por el cual los avances en el procesamiento de los alimentos durante los últimos doscientos años ha tenido un efecto tan profundo en el factor I.G. de los alimentos que consumimos.

FACTORES QUE INFLUYEN SOBRE EL I.G. DE UN ALIMENTO

Factor	**Mecanismo**	**Ejemplos de alimentos en los cuales se ve el efecto**
Bajo nivel de gelatinización por almidón	Cuanto menos gelatinizado (hinchado) el almidón, más lenta será la velocidad de la digestión.	Espagueti, avena cocida con leche, bizcochos
Forma física del alimento	La cubierta fibrosa alrededor de los frijoles y semillas y las paredes intactas de la célula de la planta actúan como una barrera física, haciendo más lento el acceso de las encimas al almidón de su interior.	Pan pumpernickel, frijoles, lentejas y alimentos cocidos al dente (levemente)
Alto rango de amilasa a amilopectina	Cuanta más amilasa contenga un alimento, más lenta será la velocidad de la digestión de los almidones.	Arroz Basmati
Fibra	Las fibras viscosas y solubles aumentan la viscosidad del contenido de los intestinos, y esto hace más lenta la interacción entre el almidón y las enzimas. Las harinas integrales finamente molidas tienen una velocidad rápida de digestión y absorción.	Pan de hojuelas de avena, centeno y cebada, frijoles y lentejas
Azúcar	La digestión de azúcares produce sólo la mitad de moléculas de glucosa que la misma cantidad de almidón (la otra mitad es fructosa). La presencia de azúcar también restringe la gelatinización del almidón al eliminarse agua durante la manufactura del alimento.	Algunas galletas y cereales para el desayuno
Grasas	Las grasas vuelven más lenta la velocidad a la cual se vacía el estómago haciendo, así, que la digestión de los almidones sea más lenta.	Las papitas tienen un factor I.G. más bajo que las papas asadas
IInteracciones proteína-almidón y grasas-almidón	Las interacciones de la proteína o grasa con el almidón puede hacer que la digestión de este último sea más lenta.	Legumbres y pastas
Antinutrientes	Algunos alimentos contienen sustancias que inhiben la digestión del almidón, por ejemplo los fitatos y las taninas.	Frijoles de soja, camote

El grado de gelatinización de los almidones. Los almidones en los alimentos crudos son almacenados en gránulos duros y compactos que los hacen difíciles de digerir. Este es el motivo por el cual una papa le dará dolor de estómago si la come cruda. La mayoría de los alimentos con almidones deben ser cocidos por tal razón. Durante la cocción, el agua y el calor expanden los gránulos de almidón a diferentes grados, algunos gránulos de hecho estallan y liberan las moléculas de almidón individuales. Esto es lo que sucede cuando se hace una salsa calentando harina y agua hasta que los gránulos de almidón estallan y la salsa espesa.

Si la mayoría de los gránulos presentes se han hinchado y estallado durante la cocción, se dice que el almidón ha quedado completamente gelatinizado. La Figura 4 muestra la diferencia entre el almidón crudo y cocido en las papas.

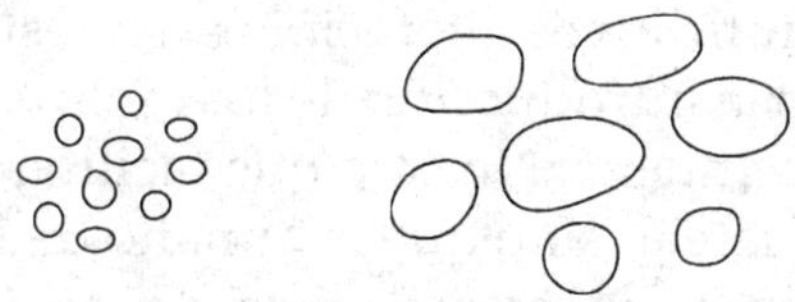

Figura 4. La diferencia entre los gránulos de almidón crudos (gránulos compactos) y los cocidos (gránulos hinchados) de las papas.

Los gránulos hinchados y las moléculas de almidón libres son muy fáciles de digerir, porque las enzimas que digieren los almidones en el intestino delgado tienen una superficie más grande que atacar. La rápida acción de las enzimas tiene como resultado una rápida elevación del azúcar en la sangre después del consumo del alimento (recuerde que los almidones son una cadena de moléculas de glucosa). Por lo tanto, un alimento que contiene almidones completamente gelatinizados tendrá un factor I.G. muy alto.

En alimentos tales como los bizcochos, la presencia de azúcar y grasa y muy poca agua dificulta la gelatinización de los almidones, y sólo alrededor de la mitad de los gránulos serán gelatinizados por completo. Por esta razón, los bizcochos tienen a tener factores I.G. intermedios.

Tamaño de las partículas. Otro factor que influye en la gelatinización de los almidones es el tamaño de las partículas del alimento. El triturar o moler los cereales reduce el tamaño de las partículas y facilita la absorción de agua y el ataque de las enzimas. Ese es el motivo por el cual los alimentos a base de cereal hechos con harinas finas tienden a tener factores I.G. elevados. Cuanto más grande sea el tamaño de la partícula, más bajo será el factor I.G., tal como se muestra en la Figura 5.

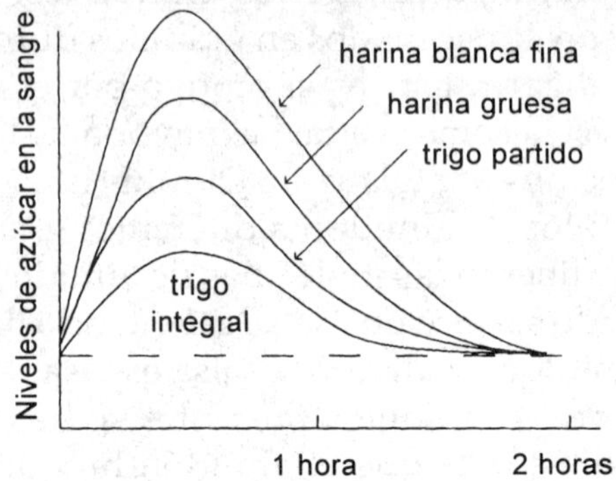

Figura 5. Cuanto más grande sea el tamaño de la partícula, más bajo el factor I. G.

Una de las más significativas alteraciones a nuestras provisiones de alimentos se presentó con la introducción de los molinos de tambor de acero a mediados del siglo diecinueve. No sólo que facilitaron que se eliminara la fibra de los granos de cereal, sino que el tamaño de las partículas de almidones eran más pequeñas que nunca antes. Antes del siglo diecinueve, la molienda con piedra producía harinas bastante gruesas que resultaban en velocidades menores de digestión y absorción.

Cuando se consume almidón en su empaque original –granos completos e intactos que han sido ablandados por el remojo y la cocción– los alimentos tendrán un bajo factor I.G. Por ejemplo, la cebada cocida tiene un factor I.G. de sólo 25. La mayoría de las legumbres tienen un factor I.G. de entre 30 y 40. El trigo integral cocido tiene un factor I.G. de 41.

El único grano integral (intacto) con un factor I.G. alto es el arroz bajo en amilasa. Parece que estas variedades de arroz contienen almidones que se gelatinizan con mucha facilidad durante la cocción y, por lo tanto fácilmente quebrado por las enzimas de la digestión. Esto podría ayudar a explicar por qué en ocasiones sentimos hambre poco después de consumir comidas a base de arroz. Sin embargo, algunas variedades de arroz (Basmati, un arroz de grano largo y fragante, y el Doongara, una nueva variedad australiana) tienen factores I.G. intermedios porque poseen un mayor contenido de amilasa (vea abajo) que el arroz normal. Sus factores I.G. se encuentran en el rango de los 54 a 64.

amilasa y amilopectina. Existen dos clases de almidón en los alimentos –amilasa y amilopectina– y los investigadores han descubierto que el porcentaje de una respecto a la otra tiene un efecto poderoso en el I.G. de un alimento.

La **amilasa** es una molécula de cadena derecha, como un collar de cuentas. Estas tienden a acomodarse en línea para formar masas compactas y apretadas que son más difíciles de gelatinizar y, por lo tanto, de digerir (vea la Figura 6).

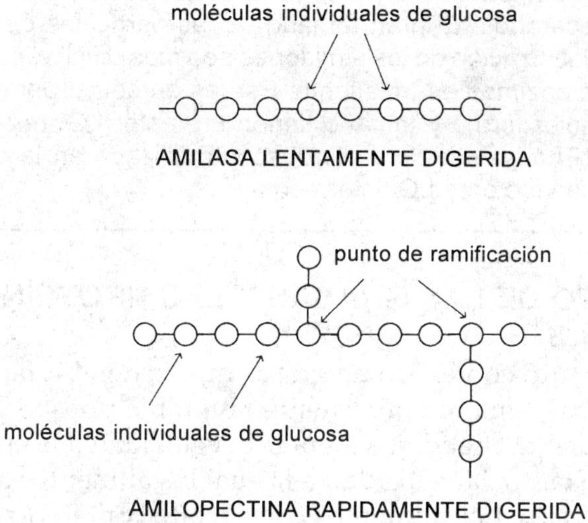

Figura 6. La amilasa es una molécula de cadena derecha que es más difícil de digerir que la amilopectina, que tiene muchos puntos de ramificación.

Por otro lado, la amilopectina es una cadena de moléculas de glucosa con numerosos puntos de ramificación, tal como se ve en algunos tipos de algas marinas. Las moléculas de amilopectina son, por lo tanto, más grandes y están más abiertas, y el almidón es más fácil de gelatinizar y digerir.

Por lo tanto, los alimentos que tienen poca amilasa y mucha amilopectina en sus almidones tienen un I.G. más alto, tal como el harina de trigo. Los alimentos con un porcentaje más alto de amilasa que de amilopectina tienen factores I.G. más bajos, incluyendo al arroz Basmati y a todas las clases de legumbres.

¿POR QUÉ TIENEN LAS PASTAS UN BAJO FACTOR I.G.?

La base de la fabricación de las pastas es la semolina o trigo partido, no harina de trigo. El trigo Durum es la base de las mejores pastas porque el grano es extremadamente duro y el trigo se parte limpiamente en pequeños pedazos separados. El gran tamaño de las partículas de semolina hacen que la gelatinización de los almidones sea más difícil y, por lo tanto, el ataque de las enzimas es más lento. Ese es el motivo por el cual las pastas de cualquier forma y tamaño tienen un factor I.G. relativamente bajo (30 a 50). El trigo partido y el couscous utilizado en la cocina del medio-este tengan factores I.G. intermedio.

EL EFECTO DE LAS GRASAS Y LAS PROTEÍNAS EN EL FACTOR I.G.

Los alimentos con alto contenido de grasas que tienen un factor I.G. bajo, pueden aparecer bajo una luz falsamente favorable porque los aumentos en las grasas y proteínas tienden a alentar la velocidad a la cual se vacía el estómago y, por lo tanto, la velocidad a la cual los alimentos son digeridos en el intestino delgado. Los alimentos con un alto contenido de grasa tenderán, por lo tanto a tener factores más bajos que sus equivalentes bajos en grasa. Por ejemplo, las papitas tienen un factor I.G. más bajo (54) que las papas asadas sin grasa (85). Muchas galletas dulces tienen un factor I.G. más bajo (55 a 65) que el pan (70). Pero este no es un descubrimiento consistente. Las papas nuevas hervidas tienen un factor I.G. más bajo (62) que las papas a la francesa (75), a pesar del contenido de grasa de estas últimas.

Sin embargo, recuerde, debemos comer una dieta baja, no alta, en grasas. Por lo tanto, los alimentos con un alto contenido de grasas, tengan un factor I.G. alto o bajo, sólo deben ingerirse en cantidades limitadas.

EL EFECTO DEL AZÚCAR EN EL FACTOR I.G.

El azúcar de mesa, o azúcar refinada (sucrosa) tiene un factor I.G. de sólo 65. Esto se debe a que es un disacárido (azúcar doble) compuesto por una molécula de glucosa unida a una molécula de fructosa. La fructosa se absorbe y es llevada directamente al hígado, donde una gran parte de la misma se convierte lentamente en glucosa. Por lo tanto, la respuesta de azúcar en la sangre a la fructosa pura es muy pequeña (factor I.G. 23). Así, cuando consumimos sucrosa, en efecto hemos consumido sólo la mitad de la glucosa. Esto explica por qué la respuesta del azúcar en la sangre a cincuenta gramos de sucrosa es aproximadamente la mitad de aquella a 50 gramos de almidón puro gelatinizado (donde todas las moléculas son de glucosa).

Muchos alimentos que contienen grandes cantidades de azúcar refinada tienen factores I.G. cercanos a los 60. Este factor es más bajo que el del pan suave ordinario, que tiene un factor I.G. de alrededor de 70. Los Kellogg's Coco Pops™, que contienen el treinta y nueve por ciento de azúcar, tienen un factor I.G. de 77, más bajo que el de los Rice Krispies™ (82) que contienen poca azúcar.

Por lo tanto, al contrario de la opinión popular, la mayoría de los alimentos que contienen azúcares simples no elevan los valores del nivel de azúcar en la sangre más que los alimentos con más almidones, tales como el pan. Lo mismo sucede con la miel (factor I.G. 58). Algunos tipos de miel tienen un factor I.G. más alto (87) que el del azúcar refinada (65), posiblemente porque son una mezcla de mil y jarabe de glucosa.

Los azúcares que naturalmente se encuentran presentes en los alimentos incluyen lactosa, sucrosa, glucosa y fructosa, en proporciones variables, dependiendo del alimento. La respuesta general del azúcar en la sangre a un alimento es muy difícil de predecir en terrenos teóricos, porque la mayor concentración de azúcares hace que el vaciado del estómago sea más lento, cualquiera que sea su estructura.

Algunas frutas, por ejemplo, tienen un bajo factor I.G. (las cerezas tienen un factor I.G. de sólo 22), mientras que otros son relativamente altos (la sandía tiene un factor I.G. de 72). Parece ser que cuanto más alta sea la acidez y fuerza osmótica (número de moléculas por mililitro) de la fruta, más bajo es el factor I.G. Por lo tanto, no es posible agrupar a todas las frutas juntas y decir que tendrán un factor I.G. bajo porque tienen un alto contenido de fibras. No todas son iguales. Vea las tablas en la Parte III y compare algunas frutas.

Muchos alimentos que contienen azúcares son una mezcla de azúcares refinadas y otras presentes naturalmente. El efecto general en la respuesta de azúcar en la sangre es difícil de predecir. Este es el motivo por el cual necesitamos probar el factor I.G. de los alimentos dulces antes de hacer una generalización del factor I.G. de los mismos.

EL EFECTO DE LA FIBRA EN EL FACTOR I.G.

El efecto de la fibra en el factor I.G. de un alimento depende del tipo de fibra del alimento. La fibra de cereal finamente molida, tal como el pan integral, no tiene efecto alguno en la velocidad de la digestión de los almidones y la subsecuente respuesta del azúcar en la sangre. De la misma manera, cualquier producto de cereal hecho con harina integral, tendrá un factor I.G. similar al de su contraparte blanco. Los cereales para el desayuno elaborados con harinas integrales también tienden a tener factores I.G. altos, a no ser que existan otros factores que influyan en el mismo. El trigo inflado (80) y el Weetabix™ (75) que están elaborados con granos de trigo integral tienen factores I.G. altos.

Si la fibra aún está intacta, puede actuar como una barrera física para la digestión y entonces el factor I.G. tenderá a ser más bajo. Esta es una de las razones por las cuales muchas legumbres tienen factores I.G. excepcionalmente bajos (30 a 40). También es una de las razones por las cuales los granos integrales (intactos) por lo general tienen factores I.G. bajos, aunque la mayoría de las clases de arroz son una excepción. Muchas variedades de este cereal, sean integrales o blancas, tienen factores I.G. por encima de los 80.

Fibra viscosa. Las fibras viscosas espesan la viscosidad o espesor de la mezcla en el tracto digestivo. Esto hace más lento el pasaje de los alimentos y restringe el movimiento de las enzimas haciendo, por lo tanto, más lenta la digestión. El resultado final es una respuesta más lenta de azúcar en la sangre. Las legumbres contienen altos niveles de fibras viscosas, como por ejemplo la avena y el psyllium (una semilla que es uno de los principales ingredientes de algunos cereales para el desayuno que se venden en Estados Unidos de América y Australia, y de los laxantes). Estos alimentos tienen bajos factores I.G.

EL EFECTO DE LOS ANTINUTRIENTES EN EL FACTOR I.G.

La naturaleza no siempre es benigna. En los alimentos naturales sin procesar existen un gran número de sustancias que podrían ser consideradas venenos si tuviesen concentraciones lo suficientemente elevadas. Las sustancias que tienen potencialmente efectos dañinos en el estado nutricional se llaman antinutrientes. Las legumbres, por ejemplo, contienen inhibidores de enzimas que pueden causar enfermedad si estos alimentos no son cuidadosamente cocidos primero a fin de destruirlos. Otros antinutrientes sobreviven al proceso de cocción y permanecen activos en el cuerpo. Estos incluyen a los fitatos y las taninas, compuestos que se unen a los minerales y pueden interferir con la absorción de éstos. Los fitatos y las taninas se encuentran presentes en los granos integrales, fibras, vegetales y legumbres. El peligro real depende de las cantidades consumidas. Pueden hacer que el proceso de digestión de carbohidratos sea más lento en el tracto gastrointestinal, y son otra de las muchas razones por las cuales las legumbres tienen factores I.G. más bajos que la mayoría de las comidas.

4

EL FACTOR I.G. Y USTED

RESPUESTA A SUS PREGUNTAS

Todos pueden beneficiarse de adoptar el enfoque I.G. para comer. Es la manera en la cual la naturaleza quería que comiésemos. Ella empacó todos los nutrientes que necesitábamos en una forma de liberación lenta. Sin embargo, a partir de la Revolución Industrial hemos tomado los carbohidratos de la naturaleza y los hemos convertido en alimentos de liberación rápida o alimentos instantáneos como parte de nuestra interminable búsqueda de provisiones alimenticias más apetitosas, atractivas a los ojos y menos perecederas. Lamentablemente, el efecto de todos esos alimentos instantáneos nos están produciendo enfermedades de afluencia, tales como obesidad y diabetes.

Sin embargo, no hay necesidad de darle la espalda al progreso o regresar a las épocas del caballo y la carreta. Tenemos los suficientes conocimientos sobre los alimentos y la nutrición como para como para dejar que el péndulo oscile lo suficiente como para acomodarse a nuestras necesidades. Pero debemos conocer los hechos. Tenemos que contar con respuestas a nuestras preguntas. En esta sección ofrecemos hechos con el objeto de responder a algunas de las preguntas que se formulan con más frecuencia sobre los carbohidratos, las dietas y el factor I.G. a fin de dejar atrás cualquier duda que todavía pueda tener.

¿Es mejor comer carbohidratos complejos como almidones, en lugar de azúcares simples?

En realidad no hay grandes distinciones entre los azúcares y los almidones en términos nutricionales o en el sentido I.G. (vea la página 52). Algunos azúcares, tales como la fructosa o el azúcar de las frutas tienen un factor I.G. bajo. Otros, tales como la glucosa, tienen un alto factor I.G. El azúcar más común en nuestra dieta, el azúcar de mesa común (sucrosa), tiene un factor I.G. intermedio.

Los almidones también pueden caer tanto en la categoría de un alto como de un bajo I.G., dependiendo del tipo de almidón y qué tratamiento haya recibido durante la cocción y procesamiento. La mayoría de los alimentos con almidones modernos, como el pan, las papas y los cereales para el desayuno contienen un carbohidrato de I.G. alto. Lo que han demostrado nuestras investigaciones es que no es necesario que elimine por completo el azúcar de su dieta. Sin embargo, es importante recordar que el azúcar no mantendrá a la máquina funcionando suavemente por sí sola, así que no exagere. Los estudios han demostrado que las dietas que contienen cantidades moderadas de azúcares refinados son perfectamente saludables (10 a 20 por ciento de ingestión de kilocalorías) y el azúcar ayuda a hacer que muchos de los demás alimentos nutritivos en la dieta sean más apetecibles.

¿LO SABÍA?

¿Sabía que las grasas y el azúcar tienden a mostrar una relación de reciprocidad o balance en la dieta? Los estudios de la última década han descubierto que las dietas altas en azúcar no son menos nutritivas que las bajas en azúcar. Lo anterior se debe a que restringir el azúcar es frecuentemente seguido por un mayor consumo de grasas, y la mayoría de los alimentos con un alto contenido de grasas son deficientes fuentes de nutrientes. En algunos casos, se ha encontrado que las dietas altas en azúcar tienen un contenido más alto de micronutrientes, especialmente de calcio y riboflavina. Lo anterior se debe a que el azúcar es generalmente utilizada para endulzar alimentos muy nutritivos, tales como el yogur, los cereales para el desayuno y la leche. Una dieta baja en azúcar (y alta en grasas) tiene más desventajas probadas que una dieta alta en azúcar (y baja en grasas).

¿Son los azúcares que se encuentran naturalmente en las frutas mejores para nosotros que los azúcares refinados?

Los azúcares presentes naturalmente son aquellos que se encuentran en alimentos tales como frutas, vegetales y leche. Los azúcares refinados son fuentes concentradas de azúcar, tales como el azúcar de mesa, la miel o la melaza. La velocidad de digestión y absorción de azúcares naturalmente presentes no es diferente, en promedio, a aquella de los azúcares refinados. Existe una gran variación dentro de ambos grupos de alimentos, dependiendo del alimento (vea la siguiente figura). Por ejemplo, el factor I.G.

de las frutas varía de 22 para las cerezas a 72 para la sandía. De la misma manera, entre los alimentos que contienen azúcares refinados, algunos tienen un factor I.G. bajo y otros uno alto. El factor I.G. del yogur endulzado es sólo de 33, mientras que un Mars Bar™ tiene un factor I.G. de 68 (casi igual al del pan).

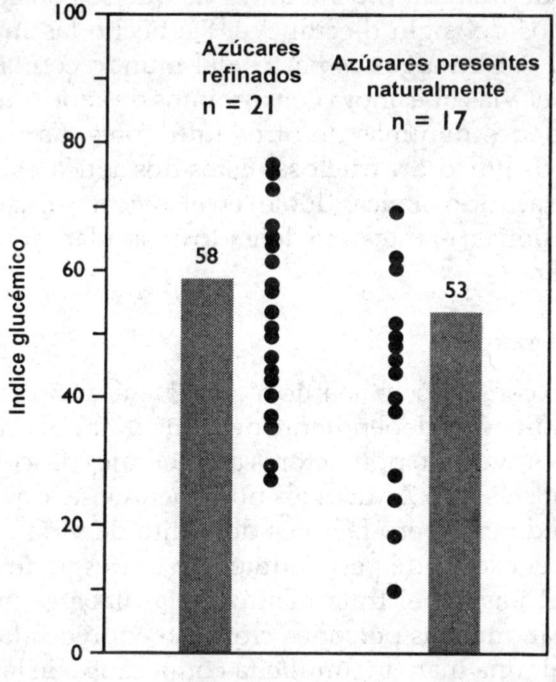

Figura 7. La figura muestra los factores I.G. de alimentos conteniendo ya sea azúcares refinados o naturalmente presentes (frutas, jugos de fruta, etc.). Las barras muestran el valor promedio de cada grupo "n" es el número de alimentos probados en cada grupo.

Algunos nutriólogos argumentan que los azúcares presentes naturalmente son mejores porque contienen minerales y vitaminas que no se encuentran en el azúcar refinada. Sin embargo, nuevos estudios que han analizado las dietas altas y bajas en azúcar han demostrado claramente que contienen cantidades similares de micronutrientes. Las personas que ingieren muchos azúcares refinados tienden a comer mucha comida. Por lo tanto también comen más vitaminas y minerales.

¿Es mejor la miel que el azúcar?

No, no existen beneficios en la sustitución del azúcar por miel, a no ser que le guste ese sabor extra que añade la miel a los alimentos. Ambos alimentos son fuentes concentradas de carbohidratos. El factor I.G. de la miel parece ser similar al del azúcar refinada (alrededor de 60) a no ser que la miel esté enriquecida con glucosa (lo cual incremente el factor I.G.). La miel era una mayor fuente de dulzura mucho antes de que se consiguiese azúcar refinada a principios del siglo diecinueve. De hecho las investigaciones históricas sugieren que en algunas partes del mundo comíamos cantidades similares de miel a las que ahora consumimos de azúcar refinada. En la miel existen cantidades mínimas de otros nutrientes. La miel es básicamente una mezcla de glucosa y fructosa. Estos dos azúcares simples están unidos como un disacárido (azúcar doble) en el azúcar refinada. El resultado final de la digestión en el intestino delgado es similar tanto para la miel como para el azúcar.

¿Causa diabetes el azúcar?

No. Existe absoluto consenso en cuanto a que el azúcar no causa diabetes. La diabetes tipo 1 (diabetes dependiente de la insulina) es un problema de salud autoinmune provocado por factores ambientales desconocidos, tales como virus. La diabetes tipo 2 (diabetes no dependiente de la insulina) es por lo general hereditaria, pero factores del estilo de vida , tales como la falta de ejercicio o el exceso de peso, aumentan el riesgo de desarrollarla. Debido a que en el pasado el tratamiento de la diabetes incluía la total exclusión del azúcar, muchas personas creyeron equivocadamente que el azúcar estaba, de alguna manera, implícita como causa de la enfermedad.

¿Son el arroz y las pastas iguales en cuanto a carbohidratos?

En el sentido general de que ambos son alimentos con un alto contenido de carbohidratos, bajos en grasas y con valiosas cantidades de micronutrientes, son iguales. Las pastas tienen un contenido de proteínas más elevado que el arroz, pero de todas maneras la mayoría de la gente come más que suficientes proteínas. Las pastas y el arroz no son iguales en términos de sus factores I.G. El factor I.G. de todos los tipos de pastas es bajo, por lo general entre 40 y 50. El arroz, sin embargo, puede tener un I.G. alto (80 a 90) o uno bajo (50 a 55) dependiendo de la variedad y, en particular, de su contenido de amilasa (vea las páginas 50 y 51). EN Gran Bretaña e Irlanda, al igual que en Australia, existen muchos tipos de arroz, y no siempre es posible identificar la variedad en el paquete. El arroz blanco de grano alargado tiene un alto I.G. y el Basmati tiene un I.G. más bajo. Las tablas de la Parte III de este libro (vea las páginas 163 a 181) ofrecen los factores I.G. de muchos tipos de arroz. El arroz integral y el sudado (convertido) tienen un valor I.G. similar a sus contrapartes blancas.

Hay una gran variación entre las personas en términos de las respuestas de sus niveles de azúcar en la sangra a los alimentos. Algunos individuos muestran respuestas muy altas, otros bajas. El factor I.G. publicado reflejan sólo la respuesta promedio. ¿Cómo puede predecir el factor I.G. cómo responderá un individuo?

La manera en la cual se determina el factor I.G. de un alimento ayuda a reducir la variación entre las respuestas de las personas. Permite las diferencias individuales de tolerancia a la glucosa. Las investigaciones han demostrado que el factor I.G. predice el rango de las respuestas de glucosa en la sangra de cualquier individuo a una gama de alimentos. Por ejemplo, tres alimentos con factores I.G. altos, bajos o intermedios, tendrán el mismo rango en una persona que tiene a mostrar respuestas altas, y otra persona que tiende a mostrar respuestas bajas. Esto se ilustra en la siguiente figura.

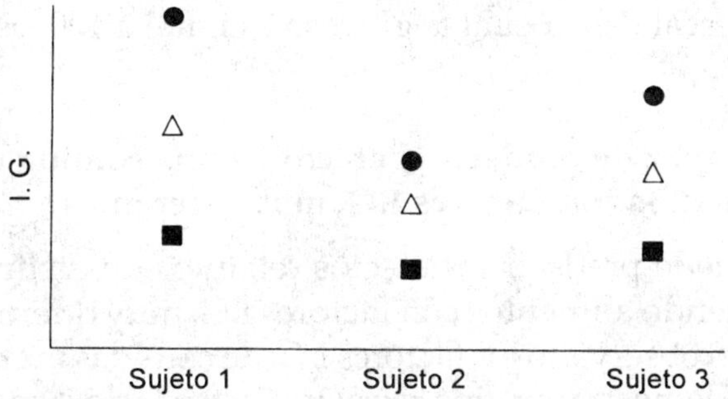

Figura 8. Tres alimentos con I. G. alto (●), intermedio (△) y bajo (■), seguirán el mismo rango en individuos diferentes.

¿Por qué hay distintos valores I.G. para el mismo alimento en diferentes publicaciones?

En algunos casos, existe una diferencia entre los dos resultados, pero es pequeña y no es importante estadística o biológicamente. Por ejemplo, los factores I.G. de 70 y 80 para el pan blanco no se consideran como muy diferentes. La diferencia se encuentra dentro del error de la metodología.

Una diferencia de veinte unidades, digamos entre 60 y 80 se considera importante en un sentido clínico y por lo general también es estadísticamente significativa.

También puede haber diferencias debidas a variaciones del alimento mismo. El arroz es un buen ejemplo de lo anterior. Las diferencias genéticamente determinadas en el contenido de amilasa del arroz significa que distintas variedades de arroz tienen factores I.G. diferentes. El arroz Basmati tiene un factor I.G. bajo y el arroz blanco de grano alargado tiene un factor I.G. alto. En los principios de las investigaciones del I.G., la variedad de arroz no se especificaba.

Nuevamente, el mismo alimento procesado de distintas maneras puede producir factores I.G. muy diferentes. Los panes que contienen gran cantidad de granos integrales intactos tendrán un factor I.G. más bajo que el pan blanco normal de caja. Los cereales para el desayuno comerciales, por otro lado, son procesados de maneras similares en todo el mundo, y sus factores U. G. son muy similares en Canadá, Australia, Inglaterra y cualquier otro sitio.

Una terceıa razón es el uso de dos diferentes alimentos de referencia, pan o glucosa. Sin embargo, es sencillo hacer la conversión de una escala a la otra utilizando el factor 1.4 (es igual a 100/70). Por ejemplo, si el factor I.G. de un alimento es de 80 cuando el pan es el alimento de referencia, su factor I.G. en una escala en la cual la glucosa es igual a 100, es 80 dividido por 1.4 (igual a 57).

¿Es el factor I.G. capaz de predecir el efecto de una comida mezclada que contiene alimentos con factores I.G. muy diferentes?

Sí, el factor I.G. puede predecir los efectos relativos de distintas comidas mezcladas conteniendo alimentos con factores I.G. muy diferentes. Más de quince estudios han observado los factores I.G. de comidas mezcladas. Doce de estos estudios demostraron una excelente correlación entre lo que se esperaba y lo que fue encontrado. Usted puede predecir el I.G. de una comida mixta al hacer algunos cálculos simples (vea la página 47).

Los otros tres estudios que no mostraron la correlación esperada, provinieron de un grupo particular de investigadores que no estaban utilizando una metodología estandarizada para extraer el factor I.G. del área debajo de la curva. Además, sus comidas eran altas en grasas en lugar de carbohidratos, y esto tiende a reducir el impacto de cualquier alimento individual con carbohidratos.

¿Ha sido el factor I.G. probado en estudios a largo plazo?

Al menos doce estudios hasta la fecha han observado el factor I.G. en relación con el control de la diabetes a largo plazo. Algunos de estos estudios han tenido una duración de cinco semanas mientras que otros, incluyendo el nuestro, han durado hasta tres meses. Todos menos uno de ellos demostró un claro beneficio en el mejorar los niveles de azúcar en la sangre. Las personas con una cuenta alta de lípidos en la sangre (colesterol y triglicéridos) mostraron mejoras también en esta área.

La respuesta a la insulina es importante y el factor I.G. no nos dice nada al respecto. ¿Existe una correlación?

Los estudios generales han encontrado una excelente correlación entre el factor I.G. de un alimento y su respuesta de insulina. En ocasiones, la respuesta de insulina es más alta o más baja de lo esperado. La presencia de más proteínas aumentará proporcionalmente la respuesta de insulina. Una gran cantidad de grasas puede hacer más lenta la respuesta glucémica, pero no la respuesta de insulina. Pero debemos evitar las grandes cantidades de grasas.

¿Por qué grupos diferentes alrededor del mundo obtienen valores diferentes para el mismo alimento?

En general, vemos factores I.G. bastante reproducibles para los mismos alimentos provenientes de pruebas estandarizadas de todo el mundo. Las manzanas y las naranjas, por ejemplo, han sido ampliamente probadas y resultaron en factores I.G. similares. Los alimentos empacados como las hojuelas de maíz también ofrecen valores muy consistentes.

El arroz es un alimento muy variable, porque su contenido de amilasa varía de variedad a variedad.

La avena, y la avena cocida con leche, también varía. Hasta la fecha, no estamos seguros de la razón de ello.

Las papas varían de acuerdo a la variedad y método de cocción.

Estoy confundido respecto el I.G. del arroz. Algunas personas dicen que tiene un factor I.G. alto, otras dicen que es bajo.

Por lo general, el arroz tiene un factor I.G. alto porque su contenido de amilasa es bajo. En la página 50 describimos cómo la amilasa es una forma de almidón que es más difícil de digerir y resulta en factores I.G. más bajos.

El Basmati, un fragante arroz de grano largo proveniente de la India, tiene un alto contenido de amilasa y un factor I.G. bajo. Usted puede deducir el factor I.G. del arroz por su apariencia después de la cocción. Si es pegajoso y los granos individuales se pegan unos a otros, es muy probable que el arroz tenga un factor I.G. alto. Por otro lado, si el arroz es seco y los granos se separan, es muy posible que tenga un factor I.G. relativamente bajo.

Un alimento con un alto contenido de grasas puede tener un factor I.G. bajo. ¿No produce esto una falsamente favorable impresión de dicho alimento a las personas con diabetes?

Así es. El factor I.G. de las papitas o de las papas a la francesa es más bajo que el de las papas asadas. El I.G. de las frituras de más es más bajo que el del elote. Es importante no basar sus elecciones de alimentos sólo en el factor I.G. También resulta esencial revisar el contenido de grasas de los alimentos. Una dieta baja en grasas es lo mejor para todos, especialmente para las personas con diabetes.

¿Qué efecto tiene la fibra en el valor I.G.?

La fibra dietética no es un componente químico como las grasas y proteínas. Se compone de muchas clases diferentes de moléculas. La fibra puede dividirse en tipos solubles e insolubles.

Las fibras solubles tienden a ser viscosas (espesas y gelatinosas) y harán más lenta la digestión por este motivo. Por lo tanto, los alimentos con más fibras solubles, como la avena y las legumbres, tienen bajos factores I.G.

Las fibras insolubles no son tan viscosas y no hacen que la digestión sea más lenta. El pan integral y el pan blanco tienen factores I.G. similares. Las pastas integrales y el arroz integral tienen valores similares a aquellos de sus contrapartes blancas. En ocasiones, las fibras insolubles actúan como una barrera física que evita que las enzimas ataquen los almidones. Los granos enteros (intactos) del trigo, centeno y cebada tienen factores I.G. más bajos que los granos partidos.

¿Son válidos los factores I.G. probados en personas saludables para los individuos con diabetes?

Sí, existen varios estudios que muestran una buena correlación entre los valores de los mismos elementos obtenidos en personas saludables e individuos con diabetes. Lo anterior no es sorprendente porque el grado de intolerancia a la glucosa se permite en el cálculo de los factores I.G.

¿Necesitan los alimentos con bajo I.G. ser consumidos en todas las comidas a fin de que las personas vean un beneficio?

No, porque el efecto de los alimentos con bajo I.G. continúa hasta la siguiente comida reduciendo su impacto glucémico. Lo anterior se aplica aun cuando la comida con bajo I.G. sea consumida en la cena. Su efecto continúa hasta el desayuno de la mañana siguiente. Pero es sentado intentar consumir al menos dos comidas con un bajo factor I.G. al día.

El pan tiene un I.G. de alrededor de 70 y las lentejas de alrededor de 29. ¿Puedo comer el doble del alimento con bajo I.G. que del alimento con un alto I.G.?

Sí, los niveles de azúcar en su sangre deben ser aproximadamente iguales después de dos porciones de lentejas o pastas si se los compara con una porción de pan o papas. Pero habrá comido el doble de kilocalorías (kilojulios). En la práctica, descubrirá que es muy difícil comer el doble de los alimentos tales como lentejas o pastas, porque sacian muy rápido y lo llenan. ¡Si puede comer el doble podría ser bueno, porque no será muy probable que le quede espacio para alimentos con un alto contenido de grasas y menos nutritivos!

¿Qué tipo de carbohidratos deberían comer los atletas?

Esto depende del tipo de deporte que se practique. Si un atleta está participando en eventos prolongados y agotadores de dos horas con un consumo máximo de oxígeno (más de dos horas a >65% VO2 max) se podría beneficiar de consumir alimentos con bajo I.G. una o dos horas antes. Los alimentos con un alto I.G., sin embargo, se necesitan después del evento para restablecer las reservas de glicógeno. Durante las sesiones diarias de entrenamiento, son apropiados los alimentos tanto con un alto como con un bajo I.G. Esto se trata en mayor detalle en el Capítulo 6. Podría ser útil para los atletas consultar a un dietista deportivo.

Un estudio dio a las zanahorias un factor I.G. de 95. ¿Significa lo anterior que una persona con diabetes no debe consumir zanahorias?

Aun con un factor I.G. de 95, una porción normal de zanahorias contribuiría muy poco a la elevación del azúcar en la sangre. Las zanahorias y otros alimentos como los tomates y las ensaladas de vegetales que contienen sólo una porción muy baja de carbohidratos deben verse como alimentos "libres" para las personas con diabetes.

La cantidad de zanahorias que da una porción de cincuenta gramos de carbohidratos (tal como se requiere en las pruebas de factor I.G.) es enorme, porque contiene sólo alrededor del siete por ciento de carbohidratos. De hecho se probaron alrededor de setecientos gramos de zanahorias. Esta cantidad es mucho mayor que la porción que normalmente comería (alrededor de cien gramos).

Si los alimentos que contienen azúcar refinada tienen un factor I.G. intermedio, ¿significa esto que las personas con diabetes pueden consumir tanta azúcar como quieran?

Las investigaciones han demostrado claramente que el factor I.G. del azúcar refinada es el mismo en las personas con diabetes que en las personas que no la padecen. El consumo moderado de azúcar no compromete el control de azúcar en la sangre. De hecho, excluir el azúcar de la dieta tiene importantes consecuencias fisiológicas. El azúcar no es sólo kilocalorías vacías, sino una fuente de placer y recompensa y ayuda a limitar el consumo de alimentos con un alto contenido de grasas y con un I.G. y carbohidratos altos. Nuestro consejo es que distribuya su cuota de azúcar entre una variedad de alimentos nutritivos que se vuelven más apetitosos si se les agrega azúcar.

El pan y las papas tienen factores I.G. altos (70 a 80). ¿Significa lo anterior que una persona con diabetes debe evitar el pan y las papas?

Las papas y el pan pueden jugar un papel importante en una dieta alta en carbohidratos y baja en grasas, aun si uno de los objetivos secundarios es el de reducir el factor I.G. en general. Sólo alrededor de la mitad de los carbohidratos tienen que ser cambiados de un alto I.G. a uno bajo, a fin de lograr mejoras medibles en la diabetes. Por lo tanto, sigue habiendo espacio para las papas y el pan. Por supuesto, algunos tipos de pan y papas tienen un factor I.G. más bajo que otros, y éstos deben preferirse si el objetivo es bajar el I.G. tanto como sea posible.

En el manejo general de la diabetes, el mensaje más importante es que la dieta debe ser baja en grasas y alta en carbohidratos. Esto ayudará a las personas no sólo a perder peso, sino a mantenerlo bajo y mejorar su control general de glucosa y lípidos en la sangre.

Hay tan pocos alimentos con un I.G. bajo que cualquiera que desee seguir una dieta de I.G. bajo debe reducir la gama de alimentos que consume. ¿No es esto malo?

Que debe reducir el rango de alimentos que consume en una dieta de I.G. bajo es un mito. De hecho, algunas personas nos han dicho lo opuesto. Han descubierto que el advenimiento del factor I.G. ha aumentado la fama de alimentos que pueden consumir, porque los alimentos que contienen azúcar no están por completo restringidos.

El rumor de que todos los alimentos de I.G. bajo tienen un alto contenido de fibra y no son demasiado apetitosos y también debe ser eliminado. Es cierto que las legumbres y el All-Bran podrían no ser los alimentos favoritos de todos, pero las pastas, la avena, la fruta y muchas recetas mediterráneas favoritas que incluyen trigo partido y lentejas, etcétera, tienen un I.G. bajo y son deliciosas.

¿Representa el área debajo de la curva una verdadera ilustración de las respuestas del azúcar en la sangre? ¿Por qué no utilizar el valor pico?

Se piensa que el área debajo de la curva refleja la suma total de la respuesta glucémica, no sólo el punto de un momento dado por el pico. Los estadísticos recomiendan el uso del área debajo de la curva. Existe una relación muy cercana entre el área debajo de la curva y la respuesta pico. Es decir, si una es alta, la otra también lo es, y viceversa.

¿Y los almidones resistentes? ¿Qué efecto tiene en el factor I.G. de un alimento?

Los almidones resistentes son aquellos que se resisten por completo a la digestión en el intestino delgado. No pueden contribuir al efecto glucémico del alimento porque no se absorbe. Los almidones resistentes no deben ser incluidos en la porción de cincuenta gramos de carbohidratos, que es el estándar para la prueba de I.G., porque todos estos cincuenta gramos deben ser de carbohidratos disponibles, es decir disponibles para su absorción en el intestino delgado.

Los almidones resistentes no son viscosos como algunas formas de fibra soluble que demoran la absorción en el intestino delgado y suavizan la curva de la respuesta de la glucosa en la sangre. Por lo tanto, la mera presencia de almidones resistentes en los alimentos no afectará el factor I.G. de los mismos. Los plátanos y la ensalada de papas tienen, ambos, cantidades relativamente altas de almidones resistentes, pero los factores I.G. de estos dos alimentos son muy diferentes. Las papas tienen un factor I.G. alto y los plátanos uno intermedio. La dificultad que surge en las pruebas es la de determinar el contenido real de carbohidratos disponibles de alimentos que son altos en almidones resistentes. Si la cantidad de almidones resistentes es subestimada, producirá un factor I.G. falsamente bajo.

¿Predice el factor I.G. el efecto glucémico de una porción normal de alimento?

Sí, los estudios han demostrado que aun cuando el factor I.G. ha sido determinado con base a una porción de cincuenta gramos de carbohidratos, puede ser utilizado para predecir el efecto de una porción de tamaño normal con una comida. Este es el motivo por el cual los estudios a largo plazo de personas reales con diabetes consumiendo comidas con un I.G. realmente bajo han sido exitosos.

5

EL FACTOR I.G. Y LA REDUCCIÓN DE PESO

¿Y DE TODAS MANERAS, POR QUE ES UN PROBLEMA ESTAR EXCEDIDO EN PESO?

¿POR QUE LAS PERSONAS SUBEN DE PESO?

LA NECESIDAD DE HACER EJERCICIO

¿QUE ALIMENTOS HACEN QUE LAS PERSONAS ESTEN EXCEDIDAS DE PESO?

¿COMO PUEDE AYUDAR EL FACTOR I.G.?

USTED PUEDE CHECAR SU DIETA

MANTENER LA CANTIDAD, REDUCIR LAS KILOCALORIAS

3 CONSEJOS PARA LAS PERSONAS QUE QUIEREN PERDER PESO

PANEAR COMIDAS DE BAJO I.G.

•

Si usted está pasado de peso (o considera que está excedido) todo indica que ha hojeado innumerables libros, folletos y revistas que ofrecen una solución para perder peso. Las nuevas dietas o nuevas soluciones milagrosas para perder peso parecen aparecer todas las semanas. Claramente son buenas para vender revistas, pero para la mayoría de las personas que están excedidas de peso las "dietas" no funcionan (¡si lo hicieran, no habría tantas!).

En el mejor de los casos (mientras usted la sigue) una "dieta" reducirá su energía o ingestión de kilocalorías. En el peor de los casos, una "dieta" modificará la composición de su cuerpo hacia un mayor sobrepeso. Ese se debe a que muchas dietas emplean la técnica de reducir su ingestión de carbohidratos a fin de lograr una rápida pérdida de peso. Sin embargo, el peso que pierde es en su mayor parte agua (que estaba atrapada o era retenida con los carbohidratos almacenados) y eventualmente músculo (dado que éste es disuelto a fin de producir glucosa). Una vez que regresa a su manera anterior de comer, usted recupera un poco más de grasa. Con cada desesperada repetición de una dieta pierde más tejido muscular. A través de los años, el cambio resultante en la composición corporal en menos tejido muscular y más grasa hace cada vez más difícil la pérdida de peso.

Tómelo como lo lee, el verdadero objetivo de perder peso es el de perder grasa corporal. Y tal vez sería mejor descrito como "liberación" de grasa corporal. ¡Después de todo, perder algo sugiere que esperamos encontrarlo de nuevo algún día!

Este capítulo no prescribe una "dieta" más para que usted la pruebe. Le dará algunos hechos importantes sobre los alimentos y la manera en la cual los utiliza su cuerpo. No todos los alimentos son iguales. Cuando se trata de lo que comemos y perder peso, no necesariamente es un asunto de reducir la cantidad de lo que come. Las investigaciones han demostrado que **el tipo de alimento que da a su cuerpo determina qué es lo que va a quemar y qué lo que almacenará como grasa corporal.** También han revelado que ciertos alimentos satisfacen más el apetito que otros.

Es aquí donde el factor I.G. interpreta un papel principal. Los alimentos de bajo I.G. tienen dos ventajas muy especiales para las personas que desean bajar de peso:

- lo llenan y los mantienen satisfecho por más tiempo,
- lo ayudan a quemar más de su grasa corporal y menos tejido muscular.

Comer para perder peso con alimentos de I.G. bajo es mucho más sencillo, porque no tiene que pasar hambre y el resultado es la verdadera eliminación de grasa.

¿Y DE TODAS MANERAS, POR QUÉ ES UN PROBLEMA ESTAR EXCEDIDO DE PESO?

Si usted está excedido de peso tiene más riesgos de una variedad de problemas de salud. Entre ellos se encuentran las enfermedades cardiacas, diabetes, presión arterial alta, gota, cálculos, roncar y apnea del sueño y artritis. Junto con esta lista de efectos colaterales físicos al sobrepeso, existe un número igual de problemas emocionales y psicológicos.

La proporción de personas con sobrepeso en nuestra sociedad está aumentando, a pesar de la industria de pérdida de peso en expansión, y la cada vez más grande fama de "dietas" y comidas "lite" Está claro que la respuesta para evitar que las personas suban de peso no es sencilla. Tampoco es fácil perder peso. El factor I.G. cambia todo eso. Le dice qué alimentos satisfacen el hambre por más tiempo y son los que tienen menos posibilidades de hacerlo engordar. Cuando utiliza el factor I.G. como la base para sus elecciones de alimentos:

- no hay necesidad de restringir excesivamente su ingestión de alimentos,
- no hay necesidad de contar obsesivamente las kilocalorías,
- no existe necesidad de que se muera de hambre.

Aprender con qué alimentos funciona mejor su cuerpo es de lo que se trata el uso del factor I.G.

Vale la pena tomar control sobre los aspectos de su estilo de vida que tienen un impacto en su peso. Usted podría no crear un nuevo cuerpo a partir de sus esfuerzos, pero se sentirá mejor con el cuerpo que tiene. Comer y hacer ejercicio para su mejor desempeño es el objetivo del juego.

¿POR QUÉ LAS PERSONAS SUBEN DE PESO?

¿Es genético?
¿Es hormonal?
¿Es nuestro entorno?
¿Es un problema psicológico?
¿O se debe a un metabolismo anormal?

Considere la paradoja del equilibrio de la energía que existe en nuestros cuerpos. Para la mayoría de nosotros, aun sin demasiado esfuerzo consiente, nuestros cuerpos mantienen un peso constante. Esto a pesar de grandes variaciones en cuánto comemos. Para una proporción de personas que están excedidas de peso, este aparente equilibrio de ingestión y consumo de energía parece perdido o ser inoperante. Por lo tanto, a pesar de toda dieta de moda, de todos los programas de ejercicios, hasta de las operaciones y medicamentos, el peso corporal puede aumentar constantemente a través de los años, a pesar de todos los esfuerzos aparentes por controlarlo.

Siempre se ha dicho que nuestro peso es el resultado de cuánto absorbemos y cuánto quemamos. Por lo tanto, si ingerimos demasiado (comemos en exceso) y no quemamos lo suficiente (no hacemos ejercicio) es muy probable que subamos de peso.

La pregunta es: ¿cuánto, de qué, es demasiado?

La respuesta no es sencilla: no todos los alimentos que comemos son iguales, y no hay dos cuerpos iguales.

Las personas están excedidas de peso por muchas razones diferentes. Algunas creen que "sólo deben ver la comida", otras aumentan de peso "con sólo pasar frente a la pastelería", aún otras se culpan porque comen demasiado. Está claro que una combinación de factores sociales, genéticos, dietéticos, metabólicos, psicológicos (**y emocionales**), se unen para influir en nuestro peso.

"Debe estar en mis genes." Antes de hablar más sobre la comida, veamos el papel que juegan los genes en el control de peso. Hay muchas personas excedidas de peso que nos dicen con resignación que:

- "Bueno, mi madre/padre es igual";
- "Siempre he estado excedido de peso";
- "Debe estar en mis genes".

Las investigaciones demuestran que este comentario tiene mucha verdad tras de sí. Un niño nacido de padres con exceso de peso tiene muchas posibilidades de subir de peso que uno cuyos padres no están excedidos de peso. Puede sonar a excusa, pero existe mucha evidencia para apoyar la idea de que nuestro peso corporal y figura es al menos parcialmente determinada por nuestros genes.

Mucho de nuestros conocimientos en esta área provienen de estudios de mellizos. Los mellizos idénticos tienden a ser similares en peso corporal, aun cuando hayan sido criados por familias separadas. Hasta los mellizos adoptados de niños muestran el perfil de grasa corporal de sus verdaderos padres, más que aquel de sus padres adoptivos. Estos descubrimientos sugieren que nuestros genes son un determinante más fuerte de nuestro peso que nuestro entorno (que incluye los alimentos que comemos).

Parece que la información guardada en nuestros genes gobierna nuestra tendencia a almacenar kilocalorías ya sea como grasa o como tejido muscular magro. Dar de comer de más a un grupo de mellizos idénticos confirmó que, dentro de cada par, el aumento de peso era similar. Sin embargo, la cantidad de peso subido entre los pares de mellizos idénticos variaba mucho. A partir de lo anterior, los investigadores concluyeron que nuestros genes controlan la manera en la cual responden nuestros cuerpos al exceso de comida. Algunos pares de mellizos aumentaron mucho de peso, mientras que otros, subieron sólo un poco, aun cuando todos estaban consumiendo una cantidad equivalente de kilocalorías.

MIDIENDO EL COMBUSTIBLE QUE NECESITAMOS

Las kilocalorías son una medida del combustible que necesitamos. Nuestros cuerpos requieren de un cierto número de kilocalorías por día para funcionar, de la misma manera en la cual un automóvil necesita determinada cantidad de litros de gasolina para funcionar por un día. La comida y bebida son nuestras fuentes de kilocalorías. Si comemos y bebemos demasiado podríamos almacenar kilocalorías extras como grasa corporal. Si consumimos menos kilocalorías de las que necesitamos, nuestros cuerpos utilizarán sus reservas de grasa a fin de subsanar la carencia.

Metabolismo. Nuestra composición genérica también gobierna nuestro **metabolismo** (básicamente la cantidad de kilocalorías que quemamos por minuto). Los cuerpos, como los automóviles, difieren es esto, Un V-8 consume más combustible para funcionar que un auto pequeño de cuatro cilindros. Un cuerpo más grande, por lo general, requiere más kilocalorías que otro más pequeño. Todos tienen un **porcentaje metabólico en descanso.** Esta es una medida de la cantidad de kilocalorías que usan nuestros cuerpos cuando estamos descansando. Cuando un automóvil está detenido, el motor está inactivo –utiliza sólo el combustible necesario para mantener funcionando el motor. Cuando estamos dormidos, nuestro motor sigue funcionando (por ejemplo, nuestro corazón sigue latiendo) y utilizamos una cantidad mínima de kilocalorías. Este es nuestro porcentaje metabólico en descanso. Nuestro porcentaje metabólico en descanso es la cantidad de kilocalorías que quemamos sin hacer ejercicio. Cuando comenzamos a ejercitarnos, a movernos de un lado al otro, el número de kilocalorías o cantidad de combustible que usamos, aumenta. Sin embargo, la cantidad mayor de kilocalorías (alrededor del setenta por ciento) que utilizamos en un periodo de veinticuatro horas, son aquellas usadas para mantener el funcionamiento básico de nuestro cuerpo.

Dado que nuestro porcentaje metabólico en descanso es donde se ocupan la mayor parte de las kilocalorías que comemos, es un determinante significativo de nuestro peso corporal. Cuanto más bajo sea el consumo de energía en descanso, mayor será su riesgo de subir de peso y viceversa. ¡Todos conocemos a alguien que parece "comer como un caballo" pero que es realmente delgado! Casi maravillados comentamos sobre su "metabolismo acelerado" ¡y podríamos estar muy equivocados!

Todo esto no quiere decir que si sus padres están excedidos de peso usted debe resignarse a estarlo también. Pero podría ayudarlo a comprender por qué tiene que vigilar su peso, mientras que otras personas aparentemente no necesitan vigilar el suyo.

Por lo tanto, si usted nació con la tendencia al sobrepeso, ¿por qué importa lo que come? La respuesta es que los alimentos (o, más correctamente, los nutrientes) no son iguales en su efecto en el peso corporal. En particular la manera en la cual el cuerpo responde a las grasas dietéticas empeora las cosas. **Si usted tiene sobrepeso es muy probable que la cantidad de grasas que quema sea pequeña en relación a la cantidad de grasas que almacena.** En consecuencia, cuantas más grasas consuma, más grasas almacenará. Aunque esto puede sonar lógico, el mecanismo de "comer más almacenar más" no existe para todos los nutrientes.

¿SABÍA USTED?

Al cuerpo le encanta almacenar más grasas. Es una manera de protegernos en caso de hambre. En la abundancia construimos nuestros almacenes de grasa.

Entre las cuatro principales fuentes de kilocalorías en los alimentos (proteínas, grasas, carbohidratos y alcohol), la grasa es única. Cuando aumentamos nuestro consumo de proteínas, alcohol o carbohidratos, la respuesta del cuerpo es **quemar** más de esa fuente de energía en particular. Sensiblemente, el cuerpo iguala la provisión de combustible con el tipo de combustible quemado. Una de las diferencias fundamentales entre las grasas y los carbohidratos es que la grasa tiende a ser almacenada, mientras que los carbohidratos tienen la tendencia a ser quemados. Vale la pena notar en este punto que si su ingestión de carbohidratos es baja, puede reducir la cantidad de kilocalorías que quema al día en un cinco al diez por ciento.

Mientras que tal vez no haya nacido poseyendo la mejor clase de genes, todavía puede influir en su peso de acuerdo a las elecciones de estilo de vida que haga. El mensaje es simplemente este: si usted cree que corre el riesgo del sobrepeso, debe pensar seriamente en minimizar las grasas y comer más carbohidratos.

LA NECESIDAD DE HACER EJERCICIO

Un "metabolismo rápido" no es necesariamente una cuestión de suerte. El ejercicio, o cualquier actividad física, acelera la velocidad de nuestro metabolismo. Al aumentar nuestro gasto de kilocalorías, el ejercicio ayuda a equilibrar nuestra en ocasiones, exagerada ingestión de kilocalorías en los alimentos.

El ejercicio también hace mejores nuestros músculos en la utilización de las grasas como fuente de combustible. Al mejorar la manera en la cual funciona la insulina, el ejercicio aumenta la cantidad de grasas que quemamos. Una dieta de I.G. bajo tiene el mismo efecto. Los alimentos de I.G. bajo reducen la cantidad de insulina que necesitamos, lo que hace que la grasa sea más fácil de quemar y más difícil de almacenar. ¡Dado que cuando baja de peso, usted se quiere librar de la grasa corporal, el ejercicio en combinación con una dieta de I.G. bajo tiene mucho sentido!

POR QUÉ EL EJERCICIO LO MANTIENE EN MOVIMIENTO

El efecto del ejercicio no se detiene cuando usted deja de moverse. Las personas que hacen ejercicio tienen porcentajes más altos de velocidad metabólica ¡y sus cuerpos queman más kilocalorías por minuto aún cuando estén durmiendo!

¿QUÉ ALIMENTOS HACEN QUE LAS PERSONAS ESTÉN EXCEDIDAS DE PESO?

Durante muchos años creyó generalmente (y equivocadamente) que el azúcar y los alimentos con almidones, como las papas, el arroz y las pastas, eran la causa de la obesidad. Hace veinte años, todas las dietas para perder paso defendían la restricción de estos alimentos ricos en carbohidratos. Una de las razones para esta restricción en los carbohidratos surgió de los "resultados instantáneos" de las dietas bajas en carbohidratos. Si su dieta es baja en carbohidratos bajará de peso. El problema es que su pérdida máxima es de fluidos, y no de grasa. Lo que es más, una dieta baja en carbohidratos agota los almacenes de glicógeno en los músculos, haciendo que el ejercicio sea difícil y agotador.

Se ha culpado al azúcar como causa del sobrepeso de las personas, principalmente porque a menudo se encuentra en alimentos con un alto contenido de grasas, donde sirve como medio para que las grasas sean más apetecibles y tentadoras. El chocolate, que contiene casi un tercio de su peso en forma de grasas, sería incomible si no supiese dulce.

El pensamiento actual es que existe poca evidencia para condenar al azúcar o a los alimentos con almidones como causa de que la gente suba de peso. Las personas excedidas de peso muestran una preferencia por los alimentos que contienen grasas, más que por aquellos con un alto contenido de azúcar. En una investigación llevada a cabo por la Universidad de Michigan, donde hombres y mujeres obesos elaboraron una lista de sus comidas favoritas, los hombres incluyeron principalmente las carnes (fuentes de grasas-proteínas) y las mujeres los pasteles, galletas, donas (combinaciones de fuentes de una combinación de carbohidratos-grasas). Otros estudios han descubierto que las personas obesas habitualmente consumen una dieta más alta en grasas que las personas con un peso saludable. Por lo tanto, parece que una ingestión más elevada de alimentos con grasas está firmemente relacionado con el desarrollo de la obesidad –no los alimentos ricos en carbohidratos.

CONTANDO LAS KILOCALORÍAS EN NUESTROS NUTRIENTES

Todos los alimentos contienen kilocalorías. A menudo, el contenido de kilocalorías de un alimento se considera como una medida para saber cuánto engorda. De todos los nutrientes en los alimentos que consumimos, los carbohidratos contienen la menor cantidad de kilocalorías por gramo, similar a las proteínas.

carbohidratos	4 kilocalorías por gramo
proteínas	4 kilocalorías por gramo
alcohol	7 kilocalorías por gramo
grasas	9 kilocalorías por gramo

Si va o no a subir de peso por comer un alimento en particular, en realidad depende de cuánto agregue ese alimento a su ingestión de kilocalorías, en relación a cuánto quema. A fin de perder peso, usted debe comer menos kilocalorías y quemar más. **Si no cambia el equilibrio de su total de kilocalorías – no habrá cambio en su peso.** Las personas que consumen una dieta alta en grasas automáticamente comen una dieta alta en kilocalorías porque hay más kilocalorías por gramo en los alimentos con un alto contenido de grasas. Este es el motivo por el cual los alimentos bajos en grasas hacen que perder peso sea mucho más fácil.

¿CÓMO PUEDE AYUDAR EL FACTOR I.G.?

Sentir hambre todo el tiempo puede ser una de las partes más difíciles al tratar de perder peso, pero esta sensación de hambre no es necesaria. **Los carbohidratos son supresores naturales del apetito.** Y todos los alimentos con carbohidratos, aquellos con un factor I.G. bajo, son los más llenadores y previenen el hambre por más tiempo.

En el pasado, se creía que los alimentos con proteínas, grasas y carbohidratos, comidos en las mismas cantidades, satisfacían el apetito igualmente. Ahora sabemos, gracias a las investigaciones recientes, que la capacidad de saciar (haciéndonos sentir llenos) de estos tres nutrientes no es igual.

Los alimentos con grasas, en particular, tienen sólo un débil efecto en satisfacer nuestro apetito, relativo al número de kilocalorías que provean. Esto ha sido claramente demostrado en situaciones experimentales, en las cuales se solicita a las personas que coman hasta que su apetito haya quedado satisfecho. Consumen un exceso de kilocalorías si los alimentos que se les ofrecen tienen un alto contenido de grasas. Cuando se les ofrecen alimentos altos en carbohidratos y bajos en grasas, consumen menos kilocalorías, comiendo a discreción. Por lo tanto, los alimentos altos en carbohidratos son mejores para satisfacer su apetito sin excederse en nuestros requerimientos de kilocalorías.

En estudios conducidos en la Universidad de Sydney, se dio a las personas un rango de alimentos individuales que contenían números iguales de kilocalorías, luego se compararon las respuestas de saciedad (sentimiento de estar lleno y satisfacción después de comer). Los investigadores descubrieron que los alimentos más llenadores eran aquellos ricos en carbohidratos y que contenían menos kilocalorías por gramo. Esto incluía papas, avena cocida con leche, manzanas, naranjas y pastas. **Comer más de estos alimentos satisface el apetito sin proveer un exceso de kilocalorías.** Por otro lado, los alimentos ricos en grasas, que proveen muchas kilocalorías por gramo, como los cuernitos, el chocolate y los cacahuates, eran los menos satisfactorios. Estos alimentos no ayudan a almacenar más grasa y son menos llenadores. **Muchas personas notan que comer carbohidratos extras en una comida tiende a ser compensado al ingerir menos alimentos en la siguiente.**

Cuando comemos más carbohidratos, el cuerpo responde aumentando su reproducción de glicógeno. El glicógeno se almacena como glucosa, el combustible vital para nuestro cerebro y músculos. El tamaño de estos almacenes es limitado, sin embargo, y deben ser continuamente abastecidos por los carbohidratos de nuestra dieta. Los buenos almacenes de glicógeno aseguran un cuerpo bien provisto y facilitan el ejercicio. Aun cuando no estemos haciendo ejercicio, el cuerpo utilizará los carbohidratos prefiriéndolos a otras fuentes de combustible, intentando igualar la fuente de kilocalorías con el tipo de estas últimas que utilizará.

Debido que las grasas satisfacen menos nuestro apetito, es sencillo consumir un exceso de kilocalorías en grasas. Ese es el motivo por el cual reducir la ingestión de grasas dietéticas es un medio mucho más efectivo de lograr un control del peso mientras se satisface el apetito, que restringir la ingesta de carbohidratos. Al comer una dieta alta en carbohidratos, usted automáticamente reducirá su consumo de grasas, y al elegir esos carbo-hidratos de los alimentos con bajo I.G., logrará una todavía mayor satisfacción.

Lo que es más, aun cuando el consumo de kilocalorías sea el mismo, las personas que comen alimentos con I.G. bajo pueden **perder más peso** que quienes comen alimentos de I.G. alto. En un estudio llevado a cabo en Sudáfrica, los investigadores dividieron a los voluntarios con exceso de peso en dos grupos: uno comió alimentos con un I.G. alto, los otros con I.G. bajo. La cantidad de kilocalorías, grasas, proteínas, carbohidratos y fibras en la dieta era la misma para ambos grupos. Sólo difería el factor I.G. entre ambas. El grupo de bajo I.G. incluía alimentos tales como lentejas, pastas, avena cocida en leche y maíz en la dieta, y excluía alimentos de I.G. alto, tales como papas y pan blanco. Después de doce semanas, los voluntarios del grupo que comía alimentos de I.G. bajo, había perdido, en promedio 9 kilos (20 libras) – dos kilos (4½ libras) más que las personas en el grupo consumiendo la dieta compuesta por alimentos de I.G. alto.

¿Cómo funcionó la dieta de bajo I.G.? El descubrimiento más significativo fueron los diferentes efectos de las dos dietas en el nivel de insulina en la sangre. Los alimentos con bajo I.G. resultaron en niveles menores de insulina circulando en el torrente sanguíneo. La insulina es una hormona que no sólo está involucrada en la regulación de los niveles de azúcar en la sangre, también desempeña un papel importante en cuándo y cómo almacenamos la grasa. A menudo existen altos niveles de insulina en las personas obesas, en aquéllos con altos niveles de grasa en la sangre (ya sea colesterol o triglicéridos) y aquéllos con enfermedades cardiacas. Este estudio sugirió que las respuestas bajas en insulina, asociadas con alimentos de I.G. bajo ayudaban al cuerpo a quemas más grasas.

Si usted todavía se siente temeroso de subir de peso por comer pastas, pan y papas, considere esto: el cuerpo realmente debe usar kilocalorías para convertir los carbohidratos que comemos en grasa corporal. El costo es del veintitrés por ciento de las kilocalorías disponibles –es decir, casi un cuarto de las kilocalorías de los carbohidratos son utilizadas sólo para almacenarlo. Naturalmente, el cuerpo no es propenso a gastar energía de esta manera. De hecho, el cuerpo convierte los carbohidratos en grasas sólo bajo circunstancias inusuales, como la sobrealimentación forzada. El cuerpo humano prefiere la opción sencilla. Está mucho más dispuesto a aumentar nuestras reservas de grasa con las grasas que comemos. La conversión de las grasas contenidas en los alimentos en grasa corporal es un proceso extremadamente eficiente, y los almacenes de grasa corporal son virtualmente ilimitados. No importa cuán excesiva sea la cantidad de grasas que consumimos, el cuerpo siempre encontrará espacio para almacenarlas.

¿QUÉ ALIMENTOS ENGORDAN MÁS?

Por la misma cantidad de kilocalorías, usted puede comer muchos más alimentos ricos en carbohidratos que en grasas. Con el objeto de probar este punto, comparemos dos alimentos cotidianos que son casi puros en el sentido nutricional. Tres cucharaditas de azúcar (casi puro carbohidratos) tienen el mismo número de kilocalorías que una cucharadita de aceite (casi pura grasa). ¡Lo anterior significa que puede comer tres veces el volumen de azúcar de lo que podría comer de aceite!

Los siguientes son algunos ejemplos de cómo puede comer **más alimentos ricos en carbohidratos** que de alimentos ricos en grasas por alrededor del mismo número de kilocalorías:

- Un pequeño T-bone asado (de un tamaño de alrededor de una rebanada de pan) tiene las mimas kilocalorías que tres papas medianas.
- Tres rebanadas de pan, con una gruesa capa de mantequilla, son equivalentes a seis rebanadas de pan sin mantequilla.
- Tres galletas de chocolate con crema tienen más kilocalorías que un cartón (400 ml/14 onzas) de una leche chocolatada descremada.
- Comer una pieza de pollo frito capeado en el almuerzo, sustituye las kilocalorías de seis rebanadas de pan (sin mantequilla).
- Por cada porción de arroz frito que come, podría comer dos porciones de arroz hervido.
- Y si se siente con más hambre la próxima vez que haga una pausa para tomar café, ¡considere que una rebanada de pastel de chocolate tiene

las kilocalorías de cuatro rebanadas de pan tostado con una fina capa de mantequilla!

En todos los casos, los alimentos con mayor contenido de grasas tienen la cuenta más alta de kilocalorías. Porque los carbohidratos tienen alrededor de la mitad de las kilocalorías de las grasas, es más seguro comer alimentos ricos en carbohidratos. Lo que es más, el cuerpo almacenará grasas y quemará carbohidratos, por lo tanto las kilocalorías contribuyen más a su "aumento" cuando provienen de las grasas.

¡Usted puede comer cantidad, sólo considere la calidad!

USTED PUEDE CHECAR SU DIETA

¿CUÁNTOS CARBOHIDRATOS COMIÓ AYER?

1. Recuerde las cantidades de alimentos con carbohidratos que comió ayer. ¡Recuerde incluir todos esos pequeños bocadillos, al igual que las comidas principales!
2. Utilizando la guía de tamaños de las porciones que aparece a continuación, calcule el número de porciones que consumió en todo el día. Por ejemplo, si comió un plátano, dos rebanadas de pan y una papa mediana, esto cuenta como cuatro porciones de carbohidratos.

Alimentos con carbohidratos	**Una porción es**	**¿Cuántas comió?**
Fruta	un manojo o un trozo mediano	
Jugo	alrededor de 250 ml (9 fl oz)	
Fruta seca	alrededor de 1 a 2 cucharadas	
Pan	1 rebanada	
Panqué, roles de pan, rosca	½ panqué, rol o rosca	
Galletas, bolillos	2 trozos grandes o de 4 a 6 galletas pequeñas	
Tortas de arroz	2 tortas de arroz	
Bisquets, galletas	½ bisquet o de 2 a 3 galletas	
Barras de cereal o granola	aproximadamente una barra	
Cereal para el desayuno	1 plato o 2 bizcochos	
Avena cocida con leche	1 cucharada de avena cruda	

Alimentos con carbohidratos	Una porción es	¿Cuántas comió?
Arroz	1 cucharada colmada arroz cocido	
Pastas, fideos	1 cucharada colmada de fideos cocidos	
Crepas	alrededor de ½ crepa grande	
Papa, camote	1 papa mediana, alrededor de 100 g (3 ½ oz)	
Elote	1 elote pequeño o 1 cucharada colmada de granos	
Lentejas	2 cucharadas, cocidas	
Frijoles rojos, otros frijoles	1 cuchara colmada, cocidos	
Total		

Clasifíquese	
Menos de 4 porciones al día	= Pobre.
Entre 4 y 8 porciones al día	= Regular, pero debe comer mucho más.
Entre 9 y 12 porciones al día	= Satisfactorio, podría mejorar.
Entre 13 y 16 porciones al día	= Muy bien
Más de 16 porciones al día	= ¡Es un maestro!

¿ES SU DIETA ALTA EN GRASAS?

Utilice este contador de grasas a fin de averiguar cuántas grasas contiene su dieta.

Encierre en un círculo los alimentos que podría comer en un día, observe el tamaño de la porción de la lista, y multiplique o reste los gramos de grasas a fin de que igualen el tamaño de su porción. Por ejemplo, con la leche, si usted estima que puede consumir 500 ml (18 fl oz) de leche sin descremar al día, esto le aporta 20 gramos de grasas.

Alimento	Grasa satisfecha en gramos	¿Cuánto comió?
Productos lácteos		
Leche, 250 ml (9 fl oz)		
crema entera	10	
semidescremada	4	
descremada	0	
Yogur, 200 g (7 oz)		
entero	10	
bajo en grasas	0	
Helado, 2 bolas, 100 ml (3 ½ fl oz)		
entero	10	
bajo en grasas	3	
Queso		
regular, de molde, rebanada de 30 g (1 oz)	10	
bajo en grasas, rebanada de 30 g (1 oz)	7.5	
bajo en grasa, rebanado (por rebanada)	2.5	
cottage, 2 cucharadas	4	
Crema/crema ácida, 1 cucharada		
entera	8	
desgrasada	4	
Grasas y aceites		
Mantequilla/margarina, 1 cucharada	4	
Aceite, de cualquier tipo, 1 cucharada (20 ml)	20	
Aceite en aerosol, por rociada	1	
Mayonesa, 1 cucharada	7	
Aderezo para ensalada, 1 cucharada	5	
Carne		
De res		
bistec, promedio, 1 pequeño, magro solamente	10	
carne molida, 160 g (6 oz), cocida y escurrida	15	
chorizo, 1 grueso, asado, 80 g (3 oz)	14	
asado, 2 rebanadas, sólo magro, 80 g (3 oz)	4	

Alimento	**Grasa satisfecha en gramos**	**¿Cuánto comió?**
Cordero		
costillas, asadas, sólo magras, 2	9	
pierna, carne asada, sólo magra, 2 rebanadas, 80 g (3 oz)	5	
costillitas, asadas, solo magras, 2	5	
Cerdo		
tocino, 1 rebanada, asado	9	
jamón, 1 rebanada, magro	2	
bistec abierto, sólo magro	5	
pierna, carne asada, 3 rebanadas, sólo magra	4	
chuleta, sólo magra	4	
Pollo		
pechuga sin piel	4	
pierna, sin piel	7	
muslo, sin piel	7	
½ pollo asado (incluyendo la piel)	15	
Pescado		
asado, 1 filete normal	1.5	
salmón, 50 g (2 oz)	5	
barritas de pescado, 4 asadas	12	
filetes de pescado, 2 capeadas con pan, asadas al horno		
regulares	20	
light	10	
Bocadillos		
Papitas, 50 g (2 oz)	16	
Frituras de maíz, 50 g (2 oz)	14	
Cacahuates, 70 g (2 ½ oz)	32	
Papas a la francesa, porción normal	20	
Pizza, 2 rebanadas, pizza mediana	25	
Pie, roll de salchicha	24	
Total		

¿Cuál fue su calificación?		
menos de 40 g	=	Excelente. 30 q 40 gramos de grasas al día es lo recomendado para quienes quieren perder peso.
41 a 60 gramos	=	Bueno. Un consumo de grasas de este promedio es lo recomendado para la mayoría de los adultos, hombres y mujeres.
61 a 80 gramos	=	Aceptable. Si usted es muy activo, por ejemplo realiza arduas labores físicas (en el trabajo) o realiza un entrenamiento deportivo. Es demasiado si intenta bajar de peso.
Más de 80 gramos	=	Es probable que esté comiendo demasiadas grasas, ¡a no ser, por supuesto, que sea Superman o Superwoman!

MANTENER LA CANTIDAD, REDUCIR LAS KILOCALORÍAS

Si usted está intentando reducir su ingestión de kilocalorías, todavía existe una cantidad **mínima** de ciertos alimentos que debe comer todos los días. Estos son:

■ **Panes/cereales/y granos – 5 porciones o más**

1 porción significa: 1 plato de cereal en el desayuno (30 g/1 oz)
1 cucharada colmada de granos cocidos, tales como cebada o trigo
1 cucharada colmada de arroz o pastas
1 rebanada de pan
½ roll o bisquet

■ **Vegetales – 4 porciones**

1 porción significa: 1 papa mediana (alrededor de 150 g/5½ oz)
60 g (2 oz) de vegetales cocidos, tales como brócoli o zanahorias

2 a 3 hojas de vegetales crudos de hoja, tales como lechuga

■ **Fruta – 3 porciones**
1 porción significa: 1 naranja mediana (200 g/7 oz)
1 manzana mediana (150 g/5½ oz)
½ paquete de fresas (100 g/3½ oz)

■ **Productos lácteos – 2 porciones**
1 porción significa: 300 ml (1/2 pt) de leche
40 g (1½ oz) de queso
200 g (7 oz) de yogur bajo en grasas

■ **Carne y alternativos – 1 porción**
1 porción significa: 60-80 g (2-3 oz) de carne de res, carnero, puerco, cocida y magra
120 g (4 oz) de pollo magro (peso en crudo, excluyendo el hueso)
150 g (5½ oz) de pescado (peso en crudo, excluyendo el hueso)
2 huevos
2 cucharadas colmadas de lentejas, o frijoles o chícharos secos, cocidas

TRES CONSEJOS PARA LAS PERSONAS QUE QUIEREN PERDER PESO

1. **Coma comidas regulares –incluya bocadillos entre comidas si siente hambre.**
2. **Trate de incluir un alimento de I.G. bajo en cada comida.**
3. **Asegúrese de que su comida contenga principalmente alimentos ricos en carbohidratos y vegetales, y que el contenido de grasas sea bajo.**

PLANEAR COMIDAS DE BAJO I.G.

Desayuno

■ Comience con un plato de cereal de bajo I.G., servido con leche descremada o semidescremada, o yogur bajo en grasas.

- Pruebe algo como All-Bran™, hojuelas de avena o Raisin–Bran™.
- Si prefiere la granola, limítese a un plato pequeño –granola sin tostar.
- Agregue una rebanada de pan tostado de un pan de I.G. bajo (o dos rebanadas para una persona más grande), con una pequeña cantidad de jalea, plátano rebanado, miel, mermelada o queso crema desgrasado con manzana rebanada. Mantenga la mantequilla o margarina al mínimo, o no utilice.
- Si le gustan los desayunos calientes, pruebe los frijoles, un huevo hervido o poché, tomates o champiñones cocidos con su pan tostado.

Comida

- Pruebe un sándwich o roll, eliminando la mantequilla. Si puede, escoja un pan con muchos granos integrales en él (no sólo rociados por encima del mismo) para lograr un factor I.G. bajo. Añada bastante relleno de ensalada.
- Para el relleno escoja entre una rebanada fina de jamón de pierna, mortadela, roast beef magro o pollo o pavo, o una rebanada de queso bajo en grasas, salmón o atún (en agua), o un huevo. Un plato extra de ensalada o sopa de verduras lo ayudará a llenarse.
- Termine su comida con un trozo de fruta, o ensalada de frutas con yogur bajo en grasas, o una leche baja en grasas saborizada o simple.

Cena

- La base de la cena deben ser los carbohidratos y los vegetales.
- Coma tantas verduras como pueda, utilizando una pequeña cantidad de carne, pollo o pescados como aderezo, en lugar de como ingrediente principal.
- Use carne magra como asado, cordero o puerco, pechuga de pollo, filete de pescado, pavo. La carne roja es una valiosa fuente de hierro –sólo escoja tipos magros. Un trozo de carne, pollo o pescado que quepa en la palma de su mano satisface los requerimientos diarios de proteínas de un adulto.
- Si prefiere no comer carne, dos cucharadas colmadas de chícharos secos, frijoles, lentejas o chícharos frescos pueden brindarle las proteínas y el hierro sin nada de grasas. Al mismo tiempo, aportan carbohidratos y fibras de bajo I.G.
- Use los sustitutos de la carne: éstos por lo general se basan en legumbres ricas en proteínas como frijol de soja, nueces, etc.

- Eleve su consumo de fruta y hágase el hábito de terminar sus comidas con fruta –fresca, al vapor o asada. O pruebe una nieve de fruta.

Bocadillos

- Es importante incluir un par de porciones de lácteos al día, para cubrir sus necesidades de calcio. Si no está acostumbrado al yogur o al queso en las comidas, podría escoger un licuado bajo en grasas. Una o dos bolas de helado bajo en grasas, o flan, también puede contribuir al consumo diario de calcio.
- Si le gustas los panes de grano, una rebanada extra resulta una buena elección de bocadillo. Otros bocadillos incluyen un bisquet tostado en mitades, un bollo con un raspón de mantequilla, roscas o pan de frutas.
- La fruta siempre es una opción de bocadillo bajo en calorías. Su meta debe ser consumir al menos tres porciones al día. Puede ser útil preparar la fruta con anticipación a fin de hacerla accesible y fácil de comer.
- Las galletas bajas en grasas (como los bizcochos de agua) son un bocadillo bajo en calorías si desea algo seco y crocante, aunque podrían no ser tan satisfactorias como el pan con granos. Las palomitas de maíz (hechas en casa con un mínimo de grasa) son otra buena alternativa.
- También mantenga vegetales preparados (como apio, tiras de zanahoria, tomates, ramitas de coliflor o brócoli) para consumir como bocadillos.

6

EL FACTOR I.G. Y EL DESEMPEÑO DEPORTIVO ÓPTIMO

¿POR QUE ES RELEVANTE EL FACTOR I.G. EN EL DESEMPEÑO DEPORTIVO?

UNA DIETA RICA EN CARBOHIDRATOS ES ESENCIAL PARA EL DESEMPEÑO DEPORTIVO OPTIMO

EL FACTOR I.G. REPRESENTA EL AFINADO PRECISO DE LAS DIETAS ALTAS EN CARBOHIDRATOS

EL CASO PARA LOS ALIMENTOS DE I.G. BAJO

EL CASO PARA LOS ALIMENTOS DE I.G. ALTO

ERRORES SOBRE LOS CARBOHIDRATOS

LA COMIDA PREVIA A UN EVENTO

DURANTE UN EVENTO

RECUPERACION (DESPUES DEL EVENTO)

¿CUANTA COMIDA DEBE COMER PARA OBTENER ESTA CANTIDAD DE CARBOHIDRATOS?

LA DIETA DE ENTRENAMIENTO Y LA CARGA DE CARBOHIDRATOS

¿COMO ESCOGE UNA DIETA ALTA EN CARBOHIDRATOS?

Los científicos australianos fueron los primeros del mundo en aplicar el concepto del índice glucémico a los deportes y el ejercicio. Los científicos británicos y canadienses "inventaron" el enfoque I.G. para ayudar a clasificar los carbohidratos, pero los investigadores australianos pudieron ver que lo que estaban llevando a cabo tenía importantes implicaciones para el desempeño deportivo. El resto del mundo todavía está tratando de alcanzarlos. Manipular el I.G. de la dieta puede darle la ventaja para ganar –sea usted un miembro de la elite o un guerrero de fin de semana.

¿POR QUÉ ES RELEVANTE EL FACTOR I.G. EN EL DESEMPEÑO DEPORTIVO?

El factor I.G. clasifica a los alimentos con base en la respuesta de azúcar en la sangre medida para un alimento específico. La velocidad a la cual la glucosa entra en el torrente sanguíneo afecta la respuesta de insulina a dicho alimento y, principalmente, afecta los combustibles disponibles para los músculos en ejercicio. En ocasiones, los alimentos de bajo I.G. ofrecen una ventaja y en otras ocasiones, son mejores los alimentos de alto I.G. Para el mejor desempeño, un atleta serio debe aprender cuáles alimentos tienen factores I.G. altos y cuáles bajos, al igual que cuándo comerlos.

Los alimentos de alto factor I.G. como las papas, producirán un rápido incremento en los niveles de glucosa e insulina, algo que no es deseable justo antes de una carrera, cuando las reservas de glicógeno ya deben estar completamente cargadas. Los alimentos de I.G. bajo, tales como las pastas, que se digieren y absorben con mucha más lentitud, pueden aportar la glucosa al músculo en trabajo hacia el final del ejercicio, cuando bajan las reservas de glicógeno. Pueden compararse con una inyección continua de glucosa durante el evento. Lo anterior puede elevar la energía cuando comienza a presentarse la fatiga. Después de un evento, lo mejor son los alimentos de I.G. alto, porque estimulan más insulina, la hormona responsable de restaurar el glicógeno en los músculos.

**¡Manipular el I.G.
de su dieta puede darle
la ventaja para ganar!**

UNA DIETA RICA EN CARBOHIDRATOS ES ESENCIAL PARA EL DESEMPEÑO DEPORTIVO ÓPTIMO

Una dieta alta en carbohidratos es obligatoria para el desempeño deportivo óptimo porque produce las reservas más grades de glicógeno muscular. Tal como hemos descrito con anterioridad, los carbohidratos que comemos se almacenan en el cuerpo en forma de glicógeno en los músculos e hígado. Una pequeña cantidad de carbohidratos (alrededor de una cucharadita) circula en la sangre como glucosa. Cuando usted hace ejercicio de alta intensidad, sus músculos recurren al glicógeno y a la glucosa como combustibles. Aunque el cuerpo puede utilizar la grasa cuando se ejercita a menores intensidades, ésta no puede ofrecer combustible con la rapidez necesaria cuando está trabajando mucho. Cuanto más grandes sean sus reservas de glicógeno y glucosa, más tiempo podrá desempeñarse antes de que se presente la fatiga.

A diferencia de los almacenes de grasa en el cuerpo, que pueden liberar cantidades casi ilimitadas de ácidos grasos, las reservas de carbohidratos son pequeñas. Quedan completamente agotadas después de dos o tres horas de ejercicio cansador. Este agotamiento de las reservas de carbohidratos a menudo se llama **"topar con pared".** La concentración de glucosa en la sangre comienza a disminuir en este punto. Si el ejercicio continúa al mismo paso, la glucosa de la sangre puede bajar a niveles que interfieren con el funcionamiento cerebral y causar desorientación e inconsciencia. Algunos atletas se refieren a esto como a un "hipo".

Siendo igual todo lo demás, el ganador eventual es el individuo con las mayores reservas de glicógeno muscular. Cualquier buen libro de nutrición para los deportes le dirá la manera de maximizar sus reservas de glicógeno muscular al ingerir una dieta de entrenamiento alta en carbohidratos y al "cargarse de carbohidratos" durante los días anteriores a las competencias. En este capítulo ofrecemos instrucciones para aumentar el glicógeno muscular. Sin embargo, primero de mostramos cómo puede extender su resistencia aún más con el factor I.G.

EL FACTOR I.G. REPRESENTA EL AFINADO PRECISO DE LAS DIETAS ALTAS EN CARBOHIDRATOS

El factor I.G. es utilizado ahora para describir las diferencias entre los alimentos con carbohidratos, basados en su velocidad de digestión y efecto fisiológico en los niveles de azúcar en la sangre. ¿Qué relevancia tiene lo anterior para los atletas? Durante la competencia, muchos atletas pueden ser vistos complementando sus reservas de carbohidratos al consumir azúcares de una u otra forma, bebidas para deportistas, plátanos, etc. Estos alimentos proveen de glucosa extra para los músculos en ejercicio cuando más la necesitan. De hecho, las investigaciones han demostrado, más allá de toda duda, que el consumo de carbohidratos durante los ejercicios extenuantes extienden la resistencia por mucho más tiempo de lo que es posible de cualquier otra manera. Pero ¿qué pasa con la comida antes de un evento? ¿Puede lo que coma antes del ejercicio prolongar la resistencia? ¡La respuesta es sí!

EL CASO PARA LOS ALIMENTOS DE I.G. BAJO

Imagine que es posible llevar una reserva o cantidad extra de carbohidratos en el intestino delgado (no en el estómago), para utilizar cuando sea necesario.

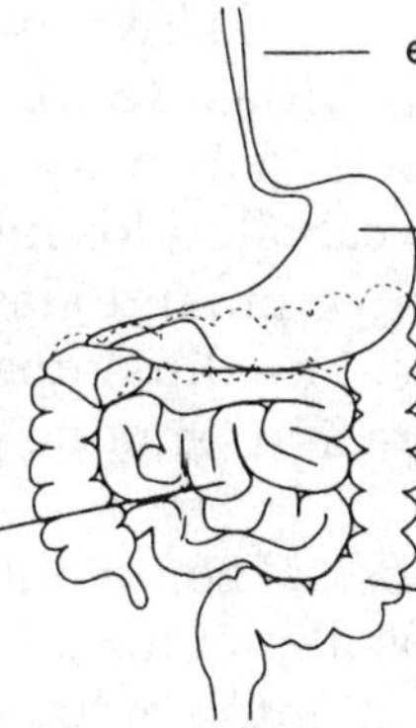

Figura 9. El tracto gastrointestinal del cuerpo humano.

Una comida conteniendo carbohidratos debe ser comida alrededor de dos horas antes del ejercicio extenuante, como por ejemplo una carrera, permitiendo un tiempo para que los alimentos abandonen el estómago y lleguen al intestino delgado. Usted podría sentir náuseas y dolores de estómago si come poco tiempo antes de una carrera, digamos menos una hora antes.

El problema es que al permitir un periodo de tiempo de alrededor de dos horas, los carbohidratos en la mayoría de los alimentos hubiesen sido quemados como combustible mucho antes del comienzo de la carrera. El intestino delgado estaría vacío y ya no actuaría como reserva de carbohidratos. Existe otra posibilidad. ¿Qué pasaría si pudiese empacar los carbohidratos de una manera en la cual fuese liberado con más lentitud desde el intestino delgado durante la competencia?

Lo que se necesita es un alimento que se digiera con tanta lentitud como para que permanezca en el intestino delgado por horas posteriores a su consumo. Sólo algunos alimentos tienen sus carbohidratos empaquetados de manera tal que estos últimos sean lentamente digeridos y absorbidos, y gradualmente liberados del intestino delgado. De la misma firma en la cual ciertas drogas han sido formuladas como **lente** (la palabra italiana para **lento**) o con componentes de "liberación lenta", a fin de que la acción de la droga se mantenga de manera pareja a través del día, es posible hacer lo mismo con los carbohidratos contenidos en los alimentos.

No debería ser sorprendente enterarse de que, originalmente, la naturaleza proveyó carbohidratos en forma de liberación lenta o carbohidratos lente. Los almidones y azúcares en los alimentos crudos, no procesados, están empaquetados en una matriz celular rodeada por fibras que las enzimas del tracto gastrointestinal sólo rompen gradualmente. En los días de los cazadores-cosechadores, cuando los primeros seres humanos literalmente corrían para salvar sus vidas de los predadores animales, los carbohidratos de liberación lenta les daban la gran ventaja de sobrevivencia. Antes de la introducción de los caballos, los indígenas americanos corrían por millas rodeando a un búfalo o guiando las manadas a los precipicios para que encontraran la muerte. Los alimentos tradicionales de estas gentes ofrecían una fuente de liberación lenta de glucosa para el músculo en ejercicio.

Pero los alimentos modernos, tal como dijimos antes en este libro, son diferentes. Hemos hecho de los alimentos a base de cereal comidas cada vez más digeribles, en nuestro intento por hacerlas más apetitosas. La mayoría de los alimentos con almidones de la actualidad, como el pan, las hojuelas de maís, el arroz inflado, y otros cereales, son digeridos y absorbidos con extremada rapidez –¡el verdadero significado de "comida rápida"! Por ejemplo, el pan blanco común de caja tienen un factor I.G. alto, de alrededor de 70, y muchos cereales para el desayuno empaquetados tienen factores I.G. de entre 80 y 90. Estas cifras son casi tan altas como la glucosa pura, que tiene un factor I.G. de 100. Lo anterior significa que la digestión de tales alimentos con almidones es casi instantánea y que, en consecuencia, los niveles de azúcar en la sangre se elevan con mucha rapidez. Los alimentos con un I.G. alto, no ofrecen los carbohidratos lentos que representan la ventaja ganadora en una carrera.

Afortunadamente, en nuestra dieta todavía existen algunos alimentos que son digeridos y absorbidos con lentitud. Estos alimentos tienen un factor I.G. menor a 50. Incluyen toda clase de pastas, cebada, granos integrales, avena cocida en leche, All-Bran™ y algunas variedades de arroz y de panes elaborados con granos integrales suavizados. También incluyen muchos alimentos hechos con lentejas, chícharos secos, couscous y cebada. La dieta mediterránea tradicional era alta en legumbres, las que tienen factores I.G. excepcionalmente bajos.

Los investigadores australianos han probado que los alimentos con un factor I.G. bajo extienden la resistencia cuando se ingieren solos una o dos horas antes del ejercicio prolongado y extenuante. Cuando se comparó una comida previa de lentejas (de bajo factor I.G.) con una de papas (de alto factor I.G.), los ciclistas pudieron continuar su marcha a alta intensidad (sesenta y cinco por ciento de su máximo), por veinte minutos más después de ingerir la comida de lentejas. El nivel de azúcar e insulina en su sangre fueron significativamente más altos al final del ejercicio, indicando que los carbohidratos todavía estaban siendo absorbidos del intestino delgado aún después de noventa minutos de ejercicio extenuante. La figura 10 muestra los niveles de azúcar en la sangre durante el ejercicio, después del consumo de alimentos de alto y bajo I.G.

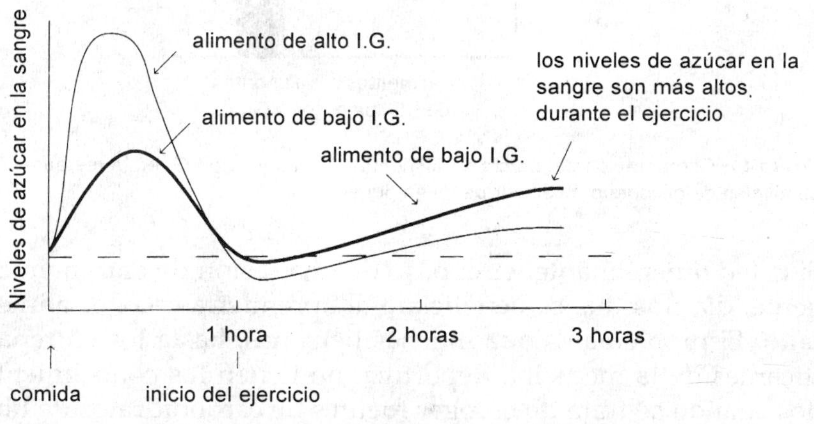

Figura 10. Comparación del efecto de alimentos de alto y bajo I.G. en los niveles de azúcar en la sangre durante un ejercicio prologando y extenuante.

EL CASO PARA LOS ALIMENTOS DE I.G. ALTO

¿Cómo mantienen el paso los atletas bajo un entrenamiento exigente, día tras día tras día? Aprender a usar sus alimentos diarios para ayudar a su recuperación ha sido el centro de las investigaciones recientes. Los descubrimientos muestras que estos son momentos en los cuales los carbohidratos de liberación rápida ofrecen una ventaja al atleta. Después del ejercicio duro, las reservas de carbohidratos en los músculos necesitan ser restauradas. Esto se logra consumiendo alimentos ricos en carbohidratos lo más rápido posible después de la carrera. Los científicos del Instituto Australiano del Deporte, en Cabrera, demostraron que los alimentos de I.G. alto resultan en tiempos más cortos de sintetización de glicógeno si se los compara con alimentos de I.G. bajo (vea la Figura 11). Lo anterior tiene perfecto sentido porque los alimentos de I.G. alto son digeridos y absorbidos con mucha más rapidez y estimulan más insulina, la hormona responsable de llevar glucosa al músculo y almacenarla allí en la forma de glicógeno.

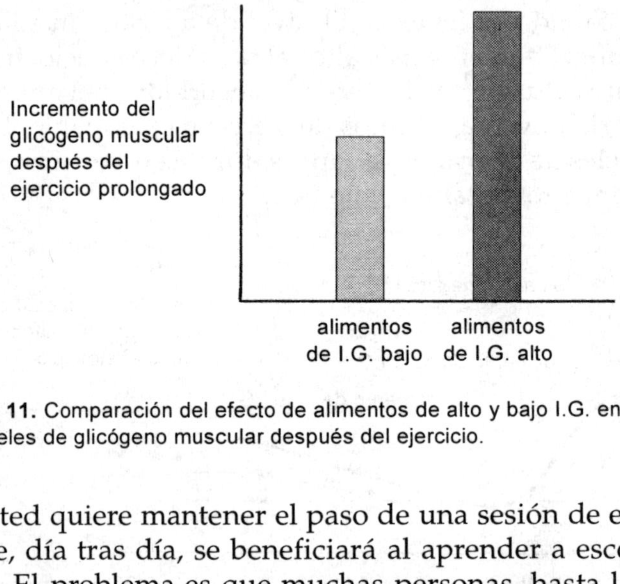

Figura 11. Comparación del efecto de alimentos de alto y bajo I.G. en la restauración de los niveles de glicógeno muscular después del ejercicio.

Si usted quiere mantener el paso de una sesión de entrenamiento a la siguiente, día tras día, se beneficiará al aprender a escoger alimentos de I.G. alto. El problema es que muchas personas, hasta los entrenadores y practicantes de la medicina deportiva, no tienen los conocimientos adecuados cuando se trata de escoger fuentes de carbohidratos de liberación rápida. La información del presente capítulo le ofrece los datos más actualizados y la clave para el mejor desempeño y la recuperación más rápida. ¡Adelante!

Olvide las palabras carbohidratos simples y complejos. Piense en términos de factor I.G. alto y bajo.

ERRORES SOBRE LOS CARBOHIDRATOS

En el pasado, se nos enseñó que los carbohidratos simples (azúcares) eran digeridos y absorbidos rápidamente, mientras que los carbohidratos complejos (almidones) eran digeridos con lentitud. Asumimos (de manera totalmente equivocada) que los carbohidratos simples generaban una elevación más rápida del nivel de azúcar en la sangre, mientras que los carbohidratos complejos producían una elevación más gradual. Lamentablemente, estas conjeturas no estaban basadas en hechos científicos. Se basaban en consideraciones estructurales, creyéndose que las moléculas más pequeñas, como los azúcares, eran más fáciles de digerir que las más grandes de los almidones. Aun cuando era incorrecto, la naturaleza lógica de estas conjeturas significaba hacía que rara vez fuesen cuestionadas.

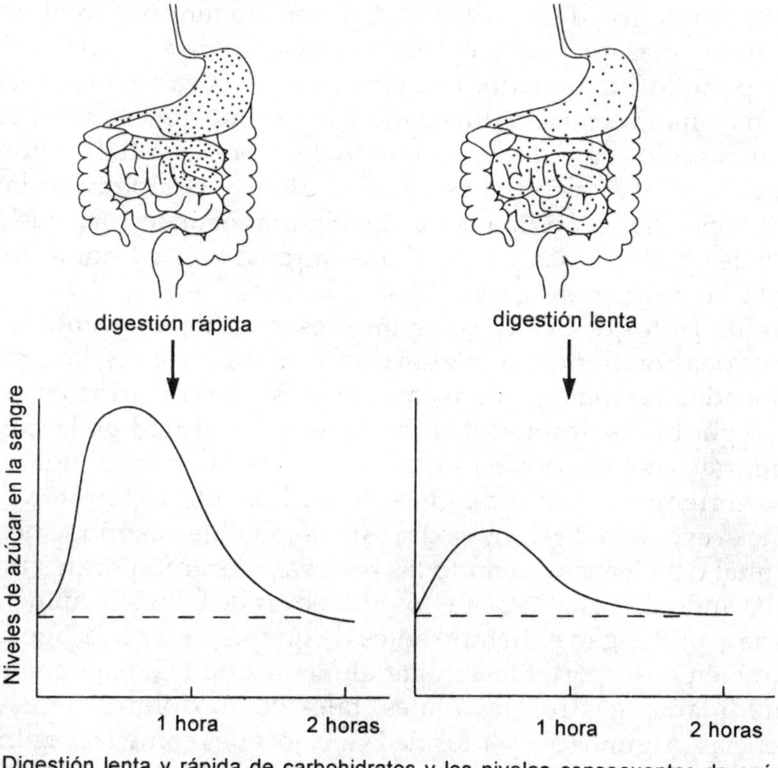

Figura 12. Digestión lenta y rápida de carbohidratos y los niveles consecuentes de azúcar en la sangre.

Fue recién cuando un muy respetado endocrinólogo inglés, el Profesor David Jenkins, publicó la primera lista de valores I.G. que la gente comenzó a escuchar. Ahora trabajando en Canadá, él y sus colegas demostraron que muchos alimentos que contenían almidones producían respuestas en los niveles de azúcar en la sangre casi tan altos como una dosis similar del azúcar simple, la glucosa. Mayores investigaciones demostraron que muchos alimentos azucarados generaban una elevación menor del azúcar en la sangre que los alimentos con almidones. En otras palabras, los científicos y los médicos de todo el mundo lo estaban haciendo justo al revés. Lamentablemente, muchos lo siguen haciendo.

LA COMIDA PREVIA A UN EVENTO

Antes de que siga leyendo, es importante apreciar el tipo de evento en el cual ayudará el factor I.G.. Se trata de uno en el cual el atleta está desempeñando una forma muy extenuante de ejercicio por más de noventa minutos. Los fisiólogos deportivos lo definen diciendo que el atleta está ejercitando a más del sesenta y cinco por ciento de su capacidad máxima por un periodo prolongado. Los ejemplos de tales eventos incluyen un maratón de nado o carrera, un triatlón, una competencia de tenis sin pausas, o un juego de fútbol (dependiendo de la posición del jugador). Algunas formas de recreación tales como el esquí y el alpinismo también se pueden beneficiar del enfoque I.G. En algunas ocupaciones que requieren actividades prolongadas y agotadoras durante horas y horas, los alimentos de I.G. bajo pueden salvar vidas.

Los alimentos de I.G. bajo son mejores antes de un evento –aproximadamente dos horas antes de la gran carrera. Para entonces, la comida habrá abandonado el estómago, pero continuará siendo digerida en el intestino delgado por horas después de eso. La lenta velocidad de la digestión de carbohidratos contenidos en los alimentos de I.G. bajo ayuda a asegurar que un torrente continuo de glucosa sea liberado al torrente sanguíneo durante el evento. La glucosa extra está disponible cuando se necesita, hacia el final del ejercicio, cuando las reservas de carbohidratos musculares están bajando. De esta manera, los alimentos de bajo I.G. aumentan la resistencia y prolongan el tiempo antes de que se presente el agotamiento.

También es importante escoger alimentos de I.G. bajo que no causen incomodidades gastrointestinales, tales como dolores de estómago y flatulencias. Algunos alimentos de I.G. bajo, tales como las legumbres, tienen un alto contenido de fibras o de azúcares indigeribles. Sin embargo, no todos los alimentos de I.G. bajo son fibrosos y con un alto contenido de residuos. Los arroces ricos en amilasa (como por ejemplo es Basmati) y toda forma de pastas blancas son buenos ejemplos de alimentos de I.G. bajo que no contienen mucha fibra. Los fideos instantáneos también tienen un I.G. bajo. Los atletas que se sienten demasiado nerviosos como para ingerir una comida sólida podrían preferir un suplemento líquido con I.G. bajo (alrededor de 40, dependiendo de la variedad).

Helen O'Connor, una dietista que trabaja con muchos de los atletas olímpicos australianos, les enseña a manipular el factor I.G. de sus dietas. Su libro The Taste of Fitness está lleno de recetas de I.G. bajo. Craig Weller, un dietista deportivo consultor en Sydney, recomienda los siguientes alimentos de I.G. bajo antes de una carrera –frijoles con pan tostado, hojuelas de avena o pastas con puré de tomate.

EVENTOS EN LOS CUALES EL FACTOR I.G. PUEDE DARLE LA VENTAJA

maratón, carrera

maratón, nado

triatlón

competencia de tenis sin pausas

partido de fútbol (dependiendo de la posición del jugador)

esquí a campo traviesa

alpinismo

aeróbicos prolongados y extenuantes
y ejercicios de gimnasio (más de noventa minutos)

También la industria de los alimentos está muy interesada en el factor I.G., y no pasará mucho tiempo antes de que existan en los estantes de los supermercados alimentos de I.G. bajo especialmente formulados para el deportista serio. Las bebidas deportivas que disfrutan de una gran popularidad en el presente, no han sido probadas para determinar su factor I.G. Teóricamente, la mezcla de azúcares presente daría un I.G. alto, de alrededor de 70. Por lo tanto podrían no representar una ventaja antes del evento, pero son una ayuda invaluable durante el mismo, cuando debe elevarse el nivel de azúcar en la sangre, al igual que después del evento, cuando las reservas de glicógeno deben ser recargadas.

LA COMIDA PREVIA AL EVENTO

¿Cuánto debo comer antes del evento?

Alrededor de 1 gramo de carbohidratos por cada kilogramo (2 libras) de peso corporal (por ejemplo 50 gramos de carbohidratos si pesa usted cincuenta kilogramos, o 75 gramos de carbohidratos si pesa 75 kilogramos)

¿Cuánto tiempo antes?

De una a dos horas antes del evento es un buen punto para comenzar.

Debe experimentar a fin de determinar el tiempo que funciona para usted.

Las siguientes tablas muestran el tamaño de las porciones de alimentos de I.G. bajo e intermedio, que contienen 50 gramos o 75 gramos de carbohidratos.

Usted no ganará si su comida previa al evento se sacude dentro de su estómago (esto afectará al corredor más que al ciclista). Por lo tanto, pruebe el horario y cantidad de alimento de I.G. bajo durante sus sesiones de entrenamiento. Así estará listo para el gran día. ¡No lo pruebe por primera vez el día de la competencia!

TAMAÑO DE LAS PORCIONES DE ALIMENTOS DE I.G. BAJO PARA INGERIR DE UNA A DOS HORAS ANTES DEL EVENTO

Alimento	I.G.	Tamaño de la porción = 50 gramos de carbohidratos	Tamaño de la porción = 75 gramos de carbohidratos
Pan con mucho grano, por ejemplo el pumpernickel	46	100 g (3½ oz) (3 rebanadas)	150 g (5½ oz) (4 a 5 rebanadas)
Espagueti, cocido	37	200 g (7 oz)	300 g (10½ oz)
Avena cocida en leche	42	600 g (1½ lb)	900 g (2 lb)
Frijoles	48	450 g (lata mediana)	670 g (1½ latas medianas)
Bebida para deportistas	aprox. 40	250 ml (9 fl oz)	400 ml (14 fl oz)
Ensalada de frutas	aprox. 50	500 g (18 oz)	750 g (1½ lb)
Yogur	33	400 g (14 oz)	600 g (1¼ lb)
Manzanas	38	400 g (14 oz) (3 pequeñas)	600 g (1¼ lb (4 pequeñas)
Naranjas	44	600 g (1¼ lb) (5 pequeñas)	900 g (2 lb) (7 pequeñas)
Chabacanos secos	31	105 g (3½ oz)	160 g (5½ oz)

Las **mujeres** que pesan alrededor de 50 kilogramos deben proponerse ingerir 50 gramos de carbohidratos.

Los **hombres** que pesan alrededor de 75 kilogramos deben proponerse ingerir 75 gramos de carbohidratos.

TABLA DE ALIMENTOS DE I.G. INTERMEDIO

Alimento	I.G.	Tamaño de la porción = 50 gramos de carbohidratos	Tamaño de la porción = 75 gramos de carbohidratos
Granola	56	75 g (2½ oz) (+ 200 ml/7 fl oz de leche)	110 g (4 oz) (+ 250 ml/9 fl oz de leche)
Rainsin Bran™	52	45 g (1½ oz) (+ 200 ml/7 fl oz de leche)	75 g (2½ oz) (+ 250 ml/9 fl oz de leche)
Arroz (por ejemplo Basmati)	54-64	180 g (6 oz)	270 g (10 oz)
Miel	58	2½ cucharadas	4 cucharadas
Mermelada	59	3 cucharadas	6 cucharadas
Jugo de naranja	46	600 ml (1 pt)	900 ml (1½ pt)

UTILIZAR EL FACTOR I.G. EL DÍA DEL EVENTO

Desayuno de I.G. bajo
Plato grande de avena cocida en leche baja en grasas
Pasta con salsa a base de tomates
Jugo

I.G. bajo. 1 a 2 horas antes del evento
Chabacanos secos
Ensalada de fruta
Licuado de fruta hecho con cualquier fruta de I.G. bajo y leche baja en grasas

I.G. alto. Durante el evento
(propóngase ingerir 30 g de carbohidratos y 500 ml/18 fl oz de agua por hora)
por ejemplo al menos 500 ml/18 fl oz de bebida deportiva
o 12 jelly beans + al menos 500 ml/18 fl oz de agua
o sándwich de miel + al menos 500 ml/18 fl oz de agua

I.G. alto Después del evento (no más de 30 – 60 minutos después)
1 litro (2 pt) bebida deportiva
o Lucozade™
o 70 g (2½ oz) arroz cremoso
o 2 sándwiches de miel
o un plato de arroz inflado u hojuelas de maíz

Cena de I.G. alto o bajo
270 g (10 oz) de arroz con carne o guarnición de atún (Comida rápida: coma el doble de arroz, pero la mitad de la comida principal)
Vegetales
2 rebanadas de pan
350 g (12 oz) ensalada de fruta
1 yogur

DURANTE UN EVENTO

Los alimentos de I.G. alto deben utilizarse durante los eventos que duran más de noventa minutos. Esta forma de carbohidratos es liberada rápidamente en las células musculares. Por lo general, se toleran mejor los alimentos líquidos que los sólidos mientras se corre, porque abandonan el estómago más rápidamente. Las bebidas deportivas son ideales durante la carrera, porque reemplazan el agua y también los electrolitos. La antigua reserva de plátano atada a la bicicleta no tiene demasiado fundamento científico. Su I.G. sólo es de 60 y parte de sus carbohidratos son completamente resistentes a la digestión (lo que podría producirle gases y dolor de estómago). si siente hambre de algo sólido durante una carrera de ciclismo, pruebe los jelly beans (I.G. de 80) o un sándwich de miel (preferentemente enriquecida con glucosa) que tiene un I.G. de 75.

Consuma de 30 a 60 gramos de carbohidratos por hora durante el evento.

RECUPERACIÓN (DESPUÉS DEL EVENTO)

En algunos deportes competitivos, los atletas compiten días consecutivos y las reservas de glicógeno deben estar a su máximo en cada ocasión. En este caso es importante restaurar las reservas de glicógeno en los músculos tan rápido como sea posible después del evento. Los alimentos de I.G. alto son los mejores en esta situación. Los científicos deportivos del Instituto Australiano del Deporte, en Canberra, han demostrado que los alimentos de I.G. alto resultaban en una más rápida restauración de glicógeno en los músculos fatigados. Los músculos son más sensibles a la glucosa en el torrente sanguíneo durante la primera hora posterior al ejercicio, por lo que se debería llevar a cabo un esfuerzo concertado por ingerir alimentos de I.G. alto lo más pronto posible.

Los alimentos sugeridos incluyen a la mayoría de las bebidas deportivas comerciales (que reemplazan el agua como así también las pérdidas de electrolitos), o arroz bajo en amilasa, panes y cereales para el desayuno con un I.G. alto, tales como las hojuelas de maíz y el arroz inflado. Las papas cocidas sin grasa también son una buena elección, pero su efecto altamente saciador significa que es difícil comer muchas. Los refrescos tienen un I.G. intermedio, así que no serán ideales, pero tampoco harán ningún daño.

¿Qué alimentos de I.G. alto son los mejores después y durante las tandas de ejercicios?

TAMAÑO DE LAS PORCIONES DE ALIMENTOS DE I.G. ALTO, PARA INGERIR ENTRE Y DURANTE LOS EVENTOS

Alimento	I.G.	Tamaño de la porción = 50 gramos de carbohidratos	Tamaño de la porción = 75 gramos de carbohidratos
Pan blanco o negro	70	100 g (3½ oz) (3 rebanadas)	150 g (5½ oz) (4-5 rebanadas)
Arroz inflado	89	45 g (1½ oz) (+ 175 ml/6 fl oz de leche)	65 g (2¼ oz) (+ 300 ml/½ pt de leche)
Corn Flakes (Kellogg's)	84	45 g (1½ oz) (+ 175 ml/6 fl oz de leche)	65 g (2¼ oz) (+ 300 ml/½ pt de leche)
Panecillos	70	150 g (5½ oz) (dos panecillos grandes)	200 g (7 oz) (3 panecillos grandes)
Galletas	79	65 g (2¼ oz) (7 galletas)	100 g (3½ oz) (11 galletas)
Tortitas de arroz	82	60 g (2 oz) (5 tortitas de arroz)	90 g (3 oz) (8 tortitas de arroz)
Palitos de pan	81	65 g (2¼ oz) (3 palitos)	100 g (3½ oz) (19 palitos)
Bizcochos de agua	78	70 g (2½ oz) (16 bizcochos)	110 g (4 oz) (24 bizcochos)
Bisquets (estilo inglés, tostados)	70	120 g (4½ oz) (2 bisquets)	180 g (6 oz) (3 bisquets)
Papa asada (sin grasa)	85	330 g (11 oz) (3 pequeñas-medianas)	580 g (20 oz) (5 pequeñas)
Arroz (no Basmati), cocido	83	180 g 6 oz)	270 g (9½ oz)
Jelly beans	80	55 g (2 oz) (25 jelly beans)	85 g (3 oz) (38 jelly beans)
Sandía	72	1 kg (2 lb)	1.5 kg (3 lb)

Las **mujeres** que pesan alrededor de 50 kilogramos deben proponerse comer 50 gramos de carbohidratos. Los **hombres** que pesan alrededor de 75 kilogramos deben proponerse comer 75 gramos de carbohidratos.

FÓRMULA DE RECUPERACIÓN

propóngase ingerir 1 gramo de carbohidratos por kilo (dos libras) de peso corporal cada dos horas después del ejercicio. Si pesa entre cincuenta y setenta y cinco kilogramos, usted debe comer entre cincuenta y setenta y cinco gramos de carbohidratos cada dos horas después del ejercicio.

¿CUÁNTA COMIDA DEBE COMER PARA OBTENER ESTA CANTIDAD DE CARBOHIDRATOS?

La tabla de la página 100 le ofrece el tamaño de las porciones de alimentos y bebidas que contienen cincuenta y setenta y cinco gramos de carbohidratos. Usted tiene que elegir una porción más grande de lo normal. Podría no tener ganas de comer arroz o pastas, y este es el momento en el cual las bebidas deportivas y los refrescos comerciales pueden ayudar. Escoja lo que pueda tolerar y lo que le resulte sencillo y práctico de llevar con usted o comprar. Lo importante es asegurarse de comer y beber carbohidratos poco después de la sesión de ejercicio.

En la página 98 hay una lista de menús post-evento de I.G. alto.

PARA MAXIMIZAR LA RENOVACIÓN DE GLICÓGENO DESPUÉS DE LA COMPETENCIA

1. Ingiera carbohidratos tan pronto como pueda después del evento y mantenga una ingesta alta de carbohidratos por las siguientes veinticuatro horas.
2. Consuma al menos diez gramos de carbohidratos por kilogramo de peso corporal durante las veinticuatro horas posteriores al ejercicio.
3. Escoja alimentos de I.G. alto en la fase de recuperación.
4. Evite el alcohol (el alcohol demora la resintetización de glicógeno).

LA DIETA DE ENTRENAMIENTO Y LA CARGA DE CARBOHIDRATOS

No son sólo sus comidas anteriores y posteriores al evento las que influyen en su desempeño. Consumir una dieta alta en carbohidratos todos los días lo ayudará a alcanzar el desempeño óptimo. El factor I.G. de los carbohidratos no es importante aquí, sólo la cantidad de éstos. Se ha probado científicamente, a diferencia de muchos otros rumores sobre los suplementos dietéticos, que ingerir muchos alimentos ricos en carbohidratos maximizará las reservas de glicógeno muscular y, por lo tanto, aumentará la resistencia.

La razón para lo anterior es que las reservas de carbohidratos deben ser renovadas después de cada sesión de entrenamiento, no sólo después de una carrera. Si usted entrena por un número de días a la semana, asegúrese de consumir una dieta alta en carbohidratos durante toda la semana.

Recuerde que el alcohol interfiere con la resintetización del glicógeno y baja los niveles de glucosa en la sangre, en ocasiones a niveles peligrosos. Mantenga su consumo de alcohol a una cantidad moderada –no más de tres bebidas comunes al día, y trate de pasar dos días sin beber alcohol a la semana. Una bebida tipo es equivalente a un vaso de vino (120 ml/4 fl oz), una cerveza chica (285 ml) o una medida de bebidas fuertes (30 ml/1 fl oz).

La cerveza no es una buena fuente de carbohidratos

Cuando los atletas no consumen una cantidad adecuada de carbohidratos al día, las reservas musculares y hepáticas de glicógeno pueden eventualmente quedar agotadas. El Dr. Ted Costill, en la Universidad de Texas, demostró que el agotamiento gradual y crónico de las reservas de glicógeno pueden disminuir la resistencia y el desempeño deportivo. Los entrenamientos intensas, a menudo dos o tres veces al día, utilizan mucho de las reservas de glicógeno muscular del atleta. Los atletas que siguen una dieta baja en carbohidratos no se desempeñarán a su mejor capacidad, porque las reservas musculares de combustible están bajas.

Si la dieta provee cantidades inadecuadas de carbohidratos, la reducción del glicógeno muscular será crítica. Un atleta bajo entrenamiento fuerte debe consumir alrededor de entre quinientos y ochocientos gramos de carbohidratos al día (alrededor del sesenta por ciento del total de energía ingerida) a fin de evitar el agotamiento de los carbohidratos. En la práctica, son pocos los atletas que logran esta enorme cifra. Como comparación, un hombre o mujer típicos comen sólo doscientos cuarenta gramos de carbohidratos al día.

¿CÓMO ESCOGE UNA DIETA ALTA EN CARBOHIDRATOS?

Los primeros capítulos del libro ofrecen todos los consejos prácticos que necesita para asegurarse de ingerir una dieta alta en carbohidratos. En este capítulo damos algunos señalamientos extras porque las personas muy activas necesitan ingerir cantidades de carbohidratos mucho mayores a lo normal.

Usted podría sentir que ya sabe mucho sobre dietas. Pero los atletas, como todos los demás, pueden estar equivocados. Muchos alimentos que cree que son buenas fuentes de carbohidratos, son aún mejores fuentes de grasas. Por ejemplo el chocolate tiene un cincuenta y cinco por ciento de carbohidratos, pero también un treinta por ciento de grasas. Y las grasas no lo ayudarán a ganar la carrera.

Los consejos dietéticos destinados al público en general deben ser modificados para el deportista serio. Los atletas tienen necesidades energéticas mucho más grandes, tal vez un doble del oficinista común. Muchos alimentos ricos en carbohidratos y bajos en grasas que se recomiendan para la persona normal son demasiado voluminosos y llenadores para los atletas. Es su volumen lo que hace que sea difícil consumir la cantidad requerida de comida. Por ejemplo, una porción de papas que contenga setenta y cinco gramos de carbohidratos es equivalente a seiscientos gramos (1¼ lb) de papas –alrededor de cuatro porciones normales. La mayoría de la gente no puede comer todo eso de una vez. Por otro lado, el pan blanco es fácil de comer en cantidades grandes. Una porción de pan blanco que contenga setenta y cinco gramos de carbohidratos es equivalente a sólo cinco rebanadas. Otros alimentos que podría haber creído que no eran tan buenos para usted, como los refrescos, pasteles, miel, azúcar, leche saborizada y helado, de hecho son fuentes muy concentradas de carbohidratos que pueden utilizarse para suplementar su dieta.

7

EL FACTOR I.G Y LA DIABETES

¿QUE ES DIABETES?
¿POR QUE LA GENTE CONTRAE DIABETES?
TRATANDO LA DIABETES
UNA NOTA DE PRECAUCION
BOCADILLOS BAJOS EN GRASAS Y EN I.G.
HIPOGLUCEMIA – LA EXCEPCION A LA REGLA I.G.
COMPLICACIONES DE LA DIABETES
PREVINIENDO LA DIABETES
SINDROME X

•

El factor I.G. tiene grandes implicaciones para la diabetes. No sólo es importante para el tratamiento de personas con diabetes, sino que también puede ayudar a prevenir que las personas la contraigan y, posiblemente, hasta prevenir algunas de las complicaciones de la diabetes.

¿QUÉ ES DIABETES?

La diabetes es una condición crónica en la cual existe demasiada azúcar, o glucosa, en la sangre. Mantener normal el nivel de azúcar en la sangre requiere de la cantidad correcta de una hormona llamada **insulina.** La insulina saca el azúcar de la sangre y lo ubica en los músculos, donde es utilizada para proveer al cuerpo de energía. Si no hay la suficiente insulina, o si ésta no cumple con su trabajo, se desarrolla diabetes.

Los niños y los adultos jóvenes desarrollan diabetes porque no pueden producir suficiente insulina. Por lo general, las personas mayores de cuarenta años desarrollan diabetes porque su insulina no trabaja adecuadamente. Al principio, el cuerpo se esfuerza por producir insulina extra, porque la que se encuentra allí no está funcionando adecuadamente, luego, estas personas desarrollan una carencia de insulina. El objetivo del tratamiento para personas con este tipo de diabetes es ayudarlas a hacer el mejor uso de la insulina que tienen e intentar hacerla durar por tanto tiempo como sea posible.

Existen dos tipos principales de diabetes:

Tipo 1, o diabetes mellitus dependiente de la insulina, se presenta por lo general en los niños y los adultos jóvenes. En este tipo de diabetes, el páncreas no produce la suficiente insulina y se utilizan inyecciones de insulina con el objeto de cubrir la carencia, y

Tipo 2, o diabetes mellitus no dependiente de la insulina, que por lo general se presenta en los adultos mayores. Por lo general estas personas tienen un exceso de peso y su insulina no funciona correctamente. Comprimidos o inyecciones de insulina podrían ser necesarios para tratar este tipo de diabetes.

La diabetes está en camino de convertirse en uno de los problemas de salud más comunes en el mundo para el año 2000. En la actualidad, en muchos países desarrollados y de reciente industrialización hay una epidemia de diabetes. Ya en algunos países, la mitad de la población adulta padece de diabetes. Es muy común en los aborígenes australianos, entre quienes uno de cada cuatro tiene diabetes.

¿POR QUÉ LA GENTE CONTRAE DIABETES?

Tal como dijimos, el tipo más común de diabetes es el resultado de la insulina no funcionando adecuadamente, y por lo general afecta a personas mayores de cuarenta años de edad. Comer en exceso, el sobrepeso y no hacer el suficiente ejercicio son factores importantes (lo que llamamos factores de estilo de vida), que pueden llevar a este tipo de diabetes, especialmente cuando hay otra persona en la familia que padece de esta enfermedad.

Muchas personas que viven en sociedades que están pasando por una occidentalización rápida están desarrollando este tipo de diabetes. ¿Por qué?

Para encontrar la respuesta debemos regresar en el tiempo. Nuestros ancestros vivieron y evolucionaron en un clima muy frío. Durante los últimos setecientos mil años ha habido varias épocas glaciares –la última terminó hace sólo diez mil años. Durante estas eras glaciares había muy poca comida vegetal disponible, y la gente tuvo que cazar animales a fin de sobrevivir. Esto le aportó una gran de proteínas a su dieta. En otras palabras, durante las eras glaciares nuestros antepasados se convirtieron en carnívoros (comedores de carne). Sus cuerpos se adaptaron a esta manera de vida a fin de ayudarlos a sobrevivir con esta dieta –y también para ayudarlos a sobrevivir en tiempos en los cuales la comida era escasa.

Resultó ser que esta dieta a base de proteínas también los protegió de contraer diabetes. Esto se debe a que la principal manera en la cual el cuerpo resiste cuando no hay muchos carbohidratos (glucosa) en la dieta, es la de asegurarse que las partes importantes, como por ejemplo el cerebro, obtengan la poca glucosa que esté disponible. A fin de lograr lo anterior, el cuerpo elabora muy poca insulina, porque el cerebro puede utilizar la glucosa sin insulina. Así las provisiones de insulina del cuerpo no son utilizadas.

Desde finales de la última era glaciar ha habido muchos cambios en el tipo y cantidad de comida que comemos. Primero, nuestros ancestros comenzaron a cultivar alimentos. La agricultura cambió su patrón de alimentación, de uno basado en proteínas animales a otro basado en carbohidratos en la forma de cereales integrales, vegetales y frijoles. Un cambio de dieta como el anterior también debería haber modificado los niveles de azúcar en su sangre. Mientras consumían una dieta alta en proteínas, los niveles de azúcar en su sangre no subía significativamente después de una comida. Cuando comenzaron a consumir carbohidratos con regularidad, el nivel de azúcar en la sangre aumentó después de la comida. La cantidad en la que aumentan los niveles de la sangre después de una comida depende del factor I.G. de los carbohidratos. Los granos tales como el trigo, que cultivaban nuestros ancestros, tienen un factor I.G. bajo. No deben haber causado mucho cambio en los niveles de azúcar en la sangre, así que tampoco deben haber necesitado utilizar demasiada insulina.

El segundo cambio importante se produjo con la industrialización y el advenimiento de los molinos de acero de alta velocidad. En lugar de comer productos de grano integral, los nuevos procedimientos de molienda rompían el grano en partículas pequeñas; de hecho nos permitían producir una harina tan fina que se asemejaba al talco. El resultado final era un carbohidrato altamente refinado. Ahora sabemos que romper los granos naturales durante el molido produce un aumento en el factor I.G. de un alimento, y que transforma un alimento de I.G. bajo en uno con un factor

I.G. alto. Cuando este alimento altamente refinado es ingerido, causa un mayor incremento en los niveles de azúcar en la sangre. A fin de mantener los normales los niveles de azúcar, el cuerpo tiene que elaborar grandes cantidades de insulina. Muchos de los alimentos y bebidas empacados comercialmente con los que llenamos nuestros carritos de compras, tienen un factor I.G. alto. Todo esto agota las provisiones de insulina de nuestro cuerpo.

Tercero, el aumento dramático, durante los últimos cincuenta años, en la cantidad de grasas y comidas rápidas que comemos con regularidad ha empeorado las cosas todavía más. Por lo tanto, a nuestros alimentos de I.G. alto, hemos agregado también muchas grasas. Tal como se explicó en el Capítulo 5, comer muchas grasas aumentará el peso corporal, lo que a su vez dificulta que la insulina elimine la glucosa de la sangre. En otras palabras, el cuerpo se vuelve resistente a la insulina –resistente al efecto de la insulina. Comer continuamente alimentos ricos en carbohidratos con un factor I.G. alto pone todavía más presión en la habilidad del cuerpo para continuar produciendo grandes cantidades de insulina a fin de controlar los niveles de azúcar en la sangre. Añada esta resistencia a la insulina, y tendrá la receta perfecta para, eventualmente, agotar las provisiones de insulina del cuerpo y contraer diabetes.

Nuestros cuerpos necesitan tiempo para adaptarse a cambios tan radicales en la dieta. Dado que, en Europa, nuestros ancestros tuvieron miles de años para adaptarse a una dieta con muchos carbohidratos, ellos estuvieron en mejor posición para manejar los cambios en el factor I.G. de los alimentos. Ese es el motivo por el cual las personas de ascendencia europea tienen una más baja prevalecencia de diabetes del Tipo 2, si se los compara con otros, tales como los aborígenes australianos, cuyas dietas cambiaron recientemente para incluir alimentos de alto I.G.

Sin embargo, nuestros cuerpos pueden resistir hasta un punto. A medido que continuamos consumiendo cada vez más cantidad de alimentos con un factor I.G. alto, más cantidades excesivas de alimentos con grasas, nuestros cuerpos soportan menos bien. El resultado puede ser visto como un incremento significativo en el número de personas que desarrollan diabetes.

Pero, los aumentos más dramáticos en la diabetes han ocurrido en pueblos que han sido expuestos a estos cambios por un periodo mucho más corto de tiempo. En algunas comunidades aborígenes de Australia, hasta una de cada cuatro personas tiene diabetes. En algunos grupos de indígenas americanos, y en algunas poblaciones dentro de la región del Pacífico, hasta uno de cada dos adultos padece de diabetes, debido a los rápidos cambios en la dieta y estilo de vida del siglo veinte. ¡Los europeos del norte se tomaron alrededor de diez mil años para llegar al mismo punto!

TRATANDO LA DIABETES

Tener cuidado con lo que come es esencial si usted tiene diabetes. En el caso de algunas personas, esto es todo lo que deben hacer a fin de mantener sus niveles de azúcar en la sangre dentro del promedio normal de entre 4 y 8 milimoles por litro. Otros también necesitan tomar tabletas o inyecciones de insulina. Pero no importa cuál sea el tratamiento, todos los que tienen diabetes deben tener cuidado con sus alimentos a fin de mantener bajo control sus niveles de azúcar en la sangre. Mantener el nivel de azúcar en la sangre cerca de los parámetros normales evita las complicaciones de la diabetes, tales como la ceguera, los ataques cardiacos, fallas en los riñones y amputaciones.

Por más de cien años, se ha aconsejado a las personas con diabetes qué comer. Muchas dietas estaban más basadas en teorías no probadas (aunque aparentemente lógicas), que en investigaciones reales. Por ejemplo, en 1915, el *Boston Medical and Surgical Journal* afirmó que el mejor tratamiento dietético para alguien con diabetes era "limitación de todos los componentes de la dieta". Esto, traducido a una dieta muy baja en kilocalorías junto con días de ayuno. ¡Lamentablemente, la desnutrición era el resultado frecuente!

En la década de 1920, los médicos comenzaron a recomendar a sus pacientes dietas ricas en grasas, sabían que éstas, al menos, no se convertían en azúcar en la sangre. Ahora sabemos que las dietas altas en grasas sólo aceleraban el desarrollo de las enfermedades cardiacas, la causa de muerte más frecuente entre las personas con diabetes.

No fue sino hasta los setentas que se consideraron a los carbohidratos como una parte valiosa de la dieta del diabético. Los investigadores descubrieron que no sólo mejoraba el estado nutricional de los pacientes con una ingestión mayor de carbohidratos, sino que sus niveles de azúcar en la sangre también mejoraban. El énfasis que se hizo en los setentas y en gran parte de los ochentas se situaba en la cantidad de carbohidratos en la dieta. Las dietas de "porción" se utilizaban para prescribir una cantidad fija de carbohidratos que debía ingerirse en cada comida. (Una "porción de carbohidratos" era una cantidad de alimento rico en carbohidratos que contenía entre diez y quince gramos de éstos, dependiendo en qué país viviese. ¡Por lo tanto, el sistema de las porciones no sólo era complicado, sino que las cantidades variaban de un lugar a otro del mundo!)

Una conjetura subyacente de la teoría de las porciones de carbohidratos era que las **cantidades** equivalentes de carbohidratos, sin importar el **tipo,** causaban un cambio igual en el nivel de azúcar en la sangre. Este razonamiento no tenía ningún apoyo científico y, desde entonces, ha sido claramente demostrado que es incorrecto. Afortunadamente, las investigaciones científicas de buena calidad apoya las recomendaciones dietéticas para personas con diabetes de la actualidad. Mientras que las investigaciones sobre el factor I.G. no han negado la importancia de la cantidad de carbohidratos en la dieta, nos ha demostrado la importancia de considerar el **tipo** de alimentos con carbohidratos que incluimos.

Los carbohidratos son la única parte de los alimentos que afecta directamente los niveles de azúcar en la sangre. Cuando comemos alimentos con carbohidratos, estos son rotos en azúcar y hacen que los niveles de azúcar en la sangre se eleven. El cuerpo responde liberando insulina en el torrente sanguíneo. La insulina elimina el azúcar de la sangre al pasarla a los músculos, donde se utiliza como energía, y así el nivel de azúcar en la sangre regresa a la normalidad.

Algunas personas piensan que, dado que los carbohidratos elevan el nivel de azúcar en la sangre, las personas con diabetes no deben consumirlos para nada. Esto no es correcto. Los carbohidratos son una parte normal de la dieta, y al menos la mitad de nuestras kilocalorías diarias deben provenir de ellos. De hecho, cuantos más carbohidratos coma mejor, porque automáticamente reducen la proporción de grasas en su dieta. **El secreto de la dieta del diabético no reside tanto en la cantidad, sino en el tipo de carbohidratos.**

Tradicionalmente, el azúcar quedaba excluida de las dietas para diabéticos, porque se pensaba que era el peor tipo de carbohidratos. Supuestamente, la estructura simple del azúcar hacía que se digiriese y absorbiera con mucha más rapidez que otros tipos de carbohidratos, como los almidones. Esta conjetura simplemente no era correcta. Aun a fines de los setentas, estudios de pruebas con comidas mostraron que había una gran similitud entre las respuestas de azúcar en la sangre a los alimentos que contenían azúcares y almidones. Cincuenta gramos de carbohidratos ingeridos como papas causaban una elevación de azúcar en la sangre a aquella producida por la misma cantidad de azúcar. ¡El helado resultó tener una respuesta más baja en el azúcar en la sangre que las papas! Descubrimientos como el anterior encendieron las investigaciones sobre el factor I.G. en un esfuerzo por saber más sobre la manera en la cual realmente responde el cuerpo a diferentes alimentos con carbohidratos.

El factor I.G. nos ha demostrado que la manera de aumentar la cantidad de carbohidratos en la dieta del diabético, sin incrementar los niveles de azúcar en la sangre, es escoger alimentos ricos en carbohidratos con un factor I.G. bajo.

A los cincuenta años de edad, Helen había intentado varias veces bajar de peso. Sus vecinos habían comenzado a caminar con regularidad, pero ella se sentía cansada todo el tiempo, y no tenía energías para hacer nada más que lo que tenía que hacer. Pesando noventa y cinco kilogramos con sólo 1.68 metros de estatura, acababa con su moral. Su madre tenía diabetes y ella sabía que, con su exceso de peso tenía un gran riesgo de sufrir de lo mismo, pero cada vez que intentaba bajar de peso terminaba volviéndolo a aumentar. Finalmente, no fue ninguna sorpresa para ella cuando le diagnosticaron diabetes. De hecho, fue un alivio; por fin tenía una razón para su cansancio.

Por sugerencia de los médicos, Helen visitó a un dietista en busca de ayuda con su dieta. A primera vista, lo que Helen comía parecía razonable. Desayunaba una rebanada de pan tostado integral o una galleta integral con margarina y un té negro. La comida se componía de alimentos livianos, como apio, lechuga, una rebanada de queso, una rebanada de carnes frías, un huevo y un par de galletas untadas con margarina. En la cena comía una sopa y un bistec con verduras. Se limitaba a una papa pequeña. La comida terminaba con una fruta.

Una mirada más cercana a sus alimentos demostró que la dieta de Helen estaba, de hecho, muy mal equilibrada. Estaba dominada por las proteínas y los alimentos con grasas y contenía insuficientes carbohidratos. No contenía los suficientes alimentos como para proveer una buena gama de nutrientes. Lo que es más, Helen misma se estaba debatiendo con su dieta y a menudo sentía hambre, ya que había eliminado todas las galletas y bocadillos.

Para mejorar las cosas, primero observamos la frecuencia de las comidas. Helen se limitaba a tres comidas al día porque había sido educada para creer que era mejor para ella. Aceptó intentar ingerir un pequeño bocadillo de fruta o rebanada de pan entre comidas. Aun cuando no estaba tomando medicamentos para la diabetes, el efecto de repartir más equitativamente a lo largo del día, entre pequeñas comidas y bocadillos, podía ayudar a estabilizar su nivel de azúcar en la sangre y ayudarla a bajar de peso.

Después revisamos la cantidad de carbohidratos que comía, e hicimos una lista de alimentos de I.G. bajo ricos en carbohidratos, que iban a ser su **principal prioridad** en cada comida. El valor de satisfacción de los carbohidratos le dejaban menos espacio para las proteínas que solían dominar su dieta. La nueva dieta de Helen se parecía a la siguiente:

Desayuno: comenzaba con una naranja fresca, exprimida, y un plato de avena con pasitas y leche baja en grasas. Helen agregaba una rebanada de pan integral o pan tostado si todavía tenía hambre.

Comida: por lo general era un sándwich o un pan integral con una rebanada de carne magra y una ensalada y una pieza de fruta o bisquet para terminar. En ocasiones comía una sopa de verduras o una pasta con salsa de verduras y una ensalada.

La proporción de alimentos en su plato de la cena fue reacomodada, disminuyendo el departamento de carnes y llenándolo con el de verduras. Comenzó a pensar en los alimentos con carbohidratos como la base de la comida, y varió entre las pastas, el arroz y las papas. Dos veces a la semana elaboraba un platillo vegetariano con legumbres, como una sopa minestrone o una lasaña con verduras. Por lo general, el bocadillo nocturno consistía en un yogur o una fruta.

Después de un mes con su nuevo plan de comidas Helen se sentía mejor —de hecho se sentía lo suficientemente bien como para hacer algo de ejercicio. Observando seriamente su día, decidió dedicar media hora después de la cena a caminar, cinco noches a la semana.

Durante los siguientes seis meses, el peso de Helen bajó de noventa y cinco kilogramos a ochenta, Sus niveles de azúcar en la sangre permanecían generalmente dentro de lo normal. Ya no se debatía con el hambre y se sentía bien con los alimentos que comía.

Bajar el factor I.G. de su dieta, como lo hizo Helen, no es tan difícil como parece, porque casi todos los alimentos con carbohidratos que come tienen otro equivalente con un factor I.G. bajo. Nuestras investigaciones han demostrado que los niveles de azúcar en la sangre en las personas con diabetes mejoran mucho si se sustituyen los alimentos de I.G. alto con otros de I.G. bajo.

Estudiamos a un grupo de personas con diabetes y les enseñamos cómo modificar su dieta al sustituir los alimentos de I.G. alto que estaban consumiendo normalmente por otros ricos en carbohidratos y un factor I.G. bajo. Después de tres meses se midió una baja significativa en sus niveles de azúcar en la sangre. No sintieron que la dieta fuese difícil y, de hecho, comentaron lo sencillo que les había resultado hacer el cambio y cuánta más variedad se había introducido en sus dietas.

SUSTITUYENDO LOS ALIMENTOS DE I.G. ALTO POR OTROS DE I.G. BAJO —QUÉ CAMBIAR

Alimento de I.G. alto	Alternativa de I.G. bajo
Pan integral o blanco	Pan conteniendo muchos granos integrales.
Cereal procesado para el desayuno	Cereal sin refinar, como por ejemplo avena, o busque en la lista I.G. los cereales procesados con factor I.G. bajo, como por ejemplo los Raisin Bran™.
Galletas y biscochos comunes	Bizcochos hechos con fruta seca y granos integrales, tales como avena.
Pasteles y bisquets	Busque los elaborados con fruta, avena, granos integrales.
Frutas tropicales tales como plátanos	Las frutas de temporada, tales como las manzanas y fruta de hueso.
Papas	Sustituya ocasionalmente por pastas o legumbres.
Arroz	Pruebe el arroz Basmati.

—y revise la lista de factor I.G. al final del libro donde encontrará muchas otras alternativas de I.G. bajo.

Por lo tanto, hacer este tipo de cambio en la dieta diaria no significa que ésta deba ser restringida o imposible de comer. Existen muchas recetas que pueden ayudarlo a reducir el factor I.G. de su dieta. El siguiente caso de estudio es un ejemplo de los resultados que usted podría obtener.

Bill, un hombre de sesenta y dos años de edad, estaba teniendo cuidado con su diabetes. Había cambiado su dieta al reducir su ingestión total de alimentos, había bajado de peso y hacía ejercicio con regularidad. Se hacía análisis de sangre en casa, tomando muestras de la yema de su dedo. A pesar de sus mejores esfuerzos, no podía lograr un nivel de azúcar en la sangre que se encontrase dentro del rango deseado de debajo de 8 milimoles/litro después del desayuno. A primera vista, estaba comiendo lo que la mayoría de los dietistas considerarían un buen desayuno para alguien que tiene diabetes: 2 Weetabix con 250 ml (9fl oz) de leche, más dos rebanadas de pan tostado integral con una finísima capa de margarina. Sin embargo su nivel de azúcar en la sangre estaba consistentemente alrededor de los 11 milimoles/litro. Le aconsejaron un cambio sencillo – que bajase el factor I.G. de los carbohidratos al cambiar los Weetabix por un plato de avena. Esto tuvo un impacto inmediato y sus niveles de azúcar en la sangre bajaron a 7 milimoles/litro.

Si está teniendo problemas para controlar su nivel de azúcar en la sangre después de una comida, revise el factor I.G. y los carbohidratos que contiene. Vea si puede encontrar sustitutos con un factor I.G. más bajo en la lista. Ingerir una comida con un factor I.G. más bajo puede reducir la elevación de azúcar en la sangre después de una comida.

Aunque todavía no los hemos mencionado, no piense que los alimentos con grasas no son importantes. Lo son, especialmente en las personas con sobrepeso. Pero los alimentos ricos en grasas no aumentan los niveles de azúcar, sólo lo hacen los carbohidratos. Sin embargo, estar excedido de peso y comer alimentos ricos en grasas **evita** que la insulina del cuerpo cumpla con su trabajo y causa, indirectamente, que los niveles de azúcar en la sangre se eleven. Por lo tanto, comer papitas calientes o arroz frito (mezclas de carbohidratos de I.G. alto y grasas) causa un problema doble. No sólo que el factor I.G. de la papa y el arroz incrementan los niveles de azúcar en la sangre, sino que las grasas extras eventualmente evitarán que la insulina del cuerpo funcione adecuadamente, y la vuelve menos efectiva para eliminar el azúcar de la sangre. Los niveles altos persistentes de azúcar en la sangre finalmente dañarán al cuerpo.

El factor I.G. es de especial importancia cuando se comen carbohidratos solos y no como parte de una comida mixta. Los carbohidratos tienden a tener un efecto más fuerte en nuestro nivel de azúcar de la sangre cuando los comemos solos. Este es el caso con los bocadillos entre comidas, que deben comer la mayoría de las personas con diabetes. Al escoger un bocadillo entre comidas, elija uno con factor I.G. bajo. Por ejemplo, una manzana con un factor I.G. de 36 es mejor que una rebanada de pan blanco de caja, con un factor I.G. de alrededor de 70, y resultará en un salto menor en el nivel de azúcar en la sangre.

UNA NOTA DE PRECAUCIÓN

Algunos bocadillos con un factor I.G. muy bajo (tales como los cacahuates, con un factor de 14) tienen un alto contenido de grasas y no son recomendables para personas con un problema de peso. Están bien como bocadillo ocasional (especialmente porque sus grasas son monosaturadas), pero no deben consumirse todos los días. ¡Además es difícil limitarse a un puñado cuando uno come cacahuates, cuantos más se comen más difícil es parar!

BOCADILLOS BAJOS EN GRASAS Y EN I.G.

Pan tostado con pasitas
Licuado con leche baja en grasas o esquimo
Manzana
Yogur de frutas bajo en grasas
Chabacanos secos
Duraznos y ciruelas
Frijoles
Naranja

Leanne estaba embarazada de siete meses y medio cuando desarrolló diabetes gestacional. Su médico le aconsejó que mantuviese su nivel de azúcar en menos de 7 milimoles/litro después de las comidas.

A fin de checarlo, Leanne se practicaba análisis de sangre, tomando la muestra de la yema de su dedo, todos los días. La única vez que encontraba su nivel de azúcar por encima de 7 era después de su comida principal, por la noche. Al estudiar los resultados de su monitoreo casero de su nivel de azúcar en la sangre, descubrió que éste era alto si comía papas, pero estaba bien cuando comía pastas. ¿Cuál era el secreto de los buenos niveles de azúcar en la sangre para Leanne? Pastas más a menudo, y la inclusión de carbohidratos de I.G. bajo cada vez que comía una papa.

Muchas personas con diabetes tienen que recurrir a las tabletas a fin de controlar los niveles de azúcar en la sangre porque les resulta imposible soportar los cambios en la dieta que les sugieren. De hecho, ingerir alimentos con carbohidratos de bajo I.G. permite a las personas comer más y, aún así, perder peso, porque su efecto de saciedad, que es el sentimiento de estar lleno después de comer. La siguiente historia muestra cómo usted podría ser capaz de disminuir la dosis o dejar de tomar tabletas para la diabetes, simplemente concentrándose en aumentar su consumo de alimentos ricos en carbohidratos de bajo I.G.

A Mary, de sesenta y cinco años de edad, le diagnosticaron diabetes hace dos años. Estaba excedida de peso y le dijeron que debía bajar varios kilos. Aunque había intentado hacerlo antes de desarrollar diabetes, no había tenido éxito. Ahora sentía que el problema extra de la diabetes haría que la vida fuese imposible para ella, y que no podía hacer más de lo que ya hacía con su dieta. Debido a que sus niveles de azúcar en la sangre eran demasiado altos, comenzó a tomar tabletas.

Cuando observamos lo que comía Mary, pudimos ver que, en verdad, realmente estaba esforzándose mucho y que no comía de más. Sin embargo, todos sus alimentos con carbohidratos tenían un factor I.G. alto. Por ejemplo, en el desayuno comía Weetabix u hijuelas de maíz, galletitas como bocadillo entre comidas, mucho arroz con su comida y cena, y la sandía era su fruta favorita. Todos estos alimentos tienen un factor I.G. alto. Al cambiar a All-Bran™ o granola sin tostar para el desayuno, comer galletas de avena o manzanas, peras o naranjas como bocadillo y pastas con sus comidas principales, Mary pudo comer más, bajar de peso y mejorar los niveles de azúcar en su sangre. Eventualmente, también pudo dejar de tomar sus tabletas para la diabetes.

HIPOGLUCEMIA — LA EXCEPCIÓN A LA REGLA I.G.

En ocasiones el nivel de azúcar en la sangre de las personas con diabetes que son tratadas con insulina o tabletas, puede bajar a menos de 4 milimoles por litro, que es más bajo de lo normal. Cuando lo anterior sucede, pueden sentir hambre, temblores, sudoración e incapacidad de pensar con claridad. Esto se llama hipo (palabra corta para "hipoglucemia").

Un hipo es, potencialmente, una situación peligrosa y debe ser tratada de inmediato ingiriendo algún alimento rico en carbohidratos. En este caso, usted debe escoger carbohidratos con un factor I.G. alto, porque necesita aumentar rápidamente su nivel de azúcar en la sangre. Los jelly beans (con un factor I.G. de 80) son una buena elección. Si todavía no le toca su siguiente comida o bocadillo, también debe comer algunos carbohidratos de I.G. bajo, como una manzana, para evitar que su nivel de azúcar en la sangre baje de nuevo antes de su siguiente comida.

Los hipos en la noche eran un problema que preocupaba mucho a Jane. Sus dosis nocturnas de insulina habían sido ajustadas, en un esfuerzo por evitar que su nivel de azúcar en la sangre bajase demasiado durante la noche, pero ella pensó que experimentar con los carbohidratos de la cena también podía ayudar. Después de probar toda clase de alimentos diferentes y de muchas pruebas de sangre a las tres de la mañana, encontró la respuesta de cuál factor I.G. funcionaría, ¡la leche! Jane descubrió que un vaso grande de leche antes de irse a la cama, en lugar de sus acostumbradas galletas, era fácil de beber y mantenía su a buen nivel su azúcar en la sangre durante toda la noche.

COMPLICACIONES DE LA DIABETES

Si los niveles de azúcar en la sangre no son controlados adecuadamente, la diabetes puede causar daño a los vasos sanguíneos del corazón, piernas, cerebro, ojos y riñones. Por esta razón, los ataques cardiacos, apoplejía, malfuncionamiento de los riñones y ceguera, son más comunes en las personas con diabetes. También puede dañar los nervios de los pies, causando dolor e irritación, adormecimiento y pérdida de la sensibilidad.

Muchos investigadores creen que los altos niveles de inulina también contribuyen al daño de los vasos sanguíneos del corazón, piernas y cerebro. Se piensa que los altos niveles de insulina son uno de los factores que podrían estimular a que se engrosamiento del músculo en la pared de los vasos sanguíneos. El engrosamiento de la pared muscular causa que se angostes los vasos sanguíneos y puede hacer que sea más lento el flujo de sangre, al pinto de que se puede formar un coágulo y detener totalmente el flujo de sangre. Esto es lo que sucede en los casos de los ataques cardíacos y la apoplejía.

Sabemos que los alimentos con un factor I.G. alto hacen que el cuerpo produzca mayores cantidades de insulina, lo cual resulta en niveles más altos de dicha hormona en la sangre. Por lo tanto, tiene sentido decir que en las personas con diabetes Tipo 2, ingerir alimentos con un factor I.G. bajo tendrá el efecto de ayudar a controlar los niveles de azúcar en la sangre, y esto se logrará con niveles más bajos de insulina. Lo anterior podría tener el beneficio adicional de reducir grandes daños en los vasos, problema responsable de tantos de los problemas que puede causar la diabetes.

PREVINIENDO LA DIABETES

La mayoría de las personas que desarrollan diabetes Tipo 2 tienen una tendencia a ser incapaces de producir la suficiente insulina como para controlar sus niveles de azúcar en la sangre. Recuerde, los alimentos de I.G. alto aumentan la cantidad de insulina que necesita el cuerpo, por lo tanto, en aquellas personas susceptibles a la diabetes, comer carbohidratos de I.G. alto sólo aumentará la demanda de su ya forzado páncreas.

¿Quién tiene posibilidades de estar en riesgo? Las personas que tienen más de cincuenta años de edad, que tienen un historial familiar de diabetes, que están excedidas de peso, que tienen presión arterial alta o que han tenido diabetes durante el embarazo (diabetes gestacional) están en riesgo de desarrollar diabetes Tipo 2. Una reducción del factor I.G. en su dieta podría disminuir las exigencias puestas en el páncreas de producir más insulina, prolongando, tal vez, sus funciones y demorando el desarrollo de la diabetes. Trabajos científicos recientes en Estados Unidos de América han demostrado con bastante claridad que quienes siguieron una dieta de I.G. bajo habían reducido los riesgos de desarrollar diabetes en etapas posteriores de sus vidas.

Si usted cabe en alguna de estas categorías, puede reducir sus posibilidades de contraer diabetes, al controlar su peso, hacer más ejercicio y comiendo más alimentos con un factor I.G. bajo.

SÍNDROME X

Durante los últimos diez años, se ha vuelto aparente que una cantidad de problemas de salud que causan ataques cardiacos se encuentran juntos en muchas personas. Estos incluyen altos niveles de azúcar en la sangre, altos niveles de grasa en la sangre (especialmente triglicéridos), exceso de peso, presión arterial alta y un aumento en la coagulación de la sangre. Cuando éstos se encuentran juntos, nos referimos al cuadro como el Síndrome X.

El problema subyacente en las personas con el Síndrome X es el alto nivel de insulina en la sangre. Existen algunas maneras en las cuales los altos niveles de insulina pueden causar la presión arterial alta.

Los altos niveles de insulina en la sangre después de comer son el resultado de los carbohidratos contenidos en los alimentos. Como hemos dicho antes, los alimentos con I.G. alto causan, niveles de insulina mucho más altos, que los alimentos con un factor I.G. bajo. Una manera de controlar los altos niveles de insulina en la sangre es comer alimentos de factor I.G. bajo. Una dieta tal ayudará a corregir muchos de los problemas encontrados en el Síndrome X.

UN CONSEJO

Existen muchos factores que pueden afectar sus niveles de azúcar en la sangre. Si usted tiene diabetes y se está esforzando por controlar su nivel de azúcar en la sangre, es importante buscar ayuda médica. La cantidad de ejercicio que hace, su peso, sus niveles de estrés, su consumo dietético total y la necesidad de medicamentos deben ser evaluados.

8

EL FACTOR I.G. Y LA HIPOGLUCEMIA

TRATANDO LA HIPOGLUCEMIA

•

La hipoglucemia es una condición en la cual el nivel del azúcar en la sangre cae por debajo de los niveles normales. Proviene de las palabras griegas *hypo,* que significa por debajo, y *glycaemia,* que significa azúcar en la sangre, significando así "nivel del azúcar en la sangre por debajo de lo normal".

En estos días, la hipoglucemia es un diagnóstico popular para toda clase de problemas que no pueden atribuirse a un diagnóstico más específico. Ha habido una considerable publicidad sobre la hipoglucemia, que es culpada muy a menudo por muchos problemas de salud no específicos que van del cansancio a la depresión. Lamentablemente, a menudo es culpada injustamente, y esto puede demorar un diagnóstico apropiado y un tratamiento correcto.

Sin embargo, la hipoglucemia genuina se presenta en pocas personas, y el factor I.G. tiene un papel que interpretar en el tratamiento de algunas formas de esta condición. La forma más común de hipoglucemia se presenta después de ingerir una comida. Se llama **hipoglucemia reactiva.**

Normalmente, cuando se come una comida que contiene carbohidratos, el nivel de azúcar en la sangre sube. Esto hace que el páncreas produzca insulina, misma que "empuja" el azúcar fuera del torrente sanguíneo a los músculos, donde provee de energía para que usted lleve a cabo sus tareas y actividades cotidianas. El movimiento del azúcar fuera de la sangre y hacia los músculos es precisamente controlado por justo la cantidad correcta de insulina necesaria para que el nivel de azúcar regrese a lo normal. En algunas personas, el nivel de azúcar se eleva con demasiada rapidez después de la comida y hace que se libere una cantidad excesiva de insulina. Esto elimina demasiada azúcar de la sangre y hace que el nivel de azúcar en la sangre baje más allá de lo normal. El resultado es la hipoglucemia.

La hipoglucemia causa una variedad de síntomas desagradables. Muchos de ellos son síntomas semejantes al estrés tales como sudoración, temblor, ansiedad, palpitaciones y debilidad. Otros afectan las funciones mentales y producen inquietud, irritabilidad, mala concentración, letargo y somnolencia.

El diagnóstico de la verdadera hipoglucemia no puede hacerse basándose en síntomas vagos. Depende de la detección de un nivel bajo de azúcar en la sangre cuando se están sintiendo los síntomas. Esto significa un análisis de sangre.

Dado que puede ser difícil (o casi imposible) que alguien se encuentre en el lugar correcto en el momento correcto para que le tomen una muestra de sangre mientras siente los síntomas, en ocasiones se utiliza una prueba de tolerancia a la glucosa con el objeto de intentar hacer el diagnóstico. Se trata de ingerir glucosa puro, lo que hace que se eleven los niveles de azúcar en la sangre. Si en respuesta se produce demasiada insulina, una persona con hipoglucemia reactiva experimentará una caída excesiva de su nivel de azúcar en la sangre. Suena bastante sencillo, pero tiene sus inconvenientes.

La prueba debe ser hecha bajo condiciones estrictamente controladas y las muestras de sangre capilar (no venosa) se deben tomar correctamente. Los medidores de glucosa en la sangre caseros no son suficientes para el diagnóstico de la hipoglucemia.

TRATANDO LA HIPOGLUCEMIA

El objetivo de tratar la hipoglucemia reactiva es el de prevenir cambios repentinos en los niveles de azúcar en la sangre. Si se puede evitar que el nivel de azúcar en la sangre aumente con rapidez, entonces no se producirán cantidades excesivas e innecesarias de insulina y los niveles de azúcar en la sangre no disminuirán a un punto excesivamente bajo.

Los niveles de azúcar en la sangre suaves y continuos pueden ser logrados al cambiar la dieta de alimentos de alto a bajo I.G. Esto es particularmente importante cuando se ingieren alimentos ricos en carbohidratos solos. Los alimentos de I.G. bajo, como el pan integral, el yogur bajo en grasas y las frutas de bajo I.G. son bocadillos ideales.

Si usted puede detener los grandes cambios en los niveles de glucosa en la sangre, entonces no tendrá los síntomas de la hipoglucemia reactiva, y es muy probable que se sienta mucho mejor.

La hipoglucemia debida a un problema médico serio es rara. Tales condiciones requieren de una investigación y tratamiento profundo en busca de las causas de fondo.

PARA PREVENIR LA HIPOGLUCEMIA RECUERDE:

- Comer alimentos y bocadillos a espacios regulares –planifique el comer cada aproximadamente tres horas.
- Incluya alimentos ricos en carbohidratos de I.G. bajo en todas las comidas, como así también como bocadillo.
- Mezcle alimentos de alto y bajo I.G. en sus comidas – la combinación le dará un I.G. general intermedio.
- Evite comer alimentos de I.G. alto solos o como bocadillo – esto puede detonar la hipoglucemia.

Un patrón irregular de comidas es el hábito dietético más común que vemos en las personas con hipoglucemia. El siguiente caso de estudio lo ilustra muy bien.

Diane, con su agitada vida de trabajo, a menudo no encontraba tiempo para hacer las comidas apropiadas. Finalmente, su cuerpo ya no pudo aceptar el agotamiento en que se encontraba. Diane comenzó a tener momentos de debilidad y temblores, durante los que no podía pensar con claridad. Una visita al médico y una prueba de tolerancia a la glucosa confirmó que estaba sufriendo de hipoglucemia. El tratamiento consistía en modificar sus hábitos –al menos su patrón alimenticio. Diane necesitaba hacer comidas regulares diarias, con algunos bocadillos entre sí. El pensamiento de comer seis veces al día parecía ser una tarea enorme para Diane –y organizar su nueva dieta requirió de mucho pensamiento y planeación. Lo que la hizo persistir fue cuánto mejor se sintió casi de inmediato. El siguiente plan de comidas es el menú diario típico de Diane.

Desayuno **6 am**	Plátano, leche, yogur, miel y vainilla licuados para iniciar el día rápidamente.
En el trabajo **8.30 am**	Un panecillo de avena integral y manzana (hecho en casa durante el fin de semana y congelados individualmente).
Comida **12 mediodía**	(Nuevo hábito –debe comerse a diario). Un sándwich sustancioso o roll. Ocasionalmente un platillo mexicano con frijoles o pastas si sale a comer.
En el trabajo **3 pm**	Un puñado de fruta seca (guardado en un frasco en la oficina).
Aún en el trabajo **5 pm**	Un par de galletas de avena (guardados en la oficina) para las tardes.
Cena **7.30 pm**	Algo rápido, a menudo pastas, frijoles con pan tostado o carne y vegetales. (Siempre revisar los carbohidratos del platillo).
	Fruta o licuado como postre o bocadillo nocturno.

9

EL FACTOR I.G. Y EL RIESGO DE ENFERMEDADES CARDIACAS

¿QUE SON LAS ENFERMEDADES CARDIACAS?

¿POR QUE LA GENTE CONTRAE ENFERMEDADES CARDIACAS?

FACTORES DE RIESGO DE ENFERMEDADES CARDIACAS

TRATAMIENTO DE LAS ENFERMEDADES CARDIACAS Y PREVENCION SECUNDARIA

PREVENCION DE LAS ENFERMEDADES CARDIACAS: PREVENCION PRIMARIA

EL INDICE GLUCEMICO Y LAS ENFERMEDADES CARDIACAS

EL INDICE GLUCEMICO Y LA SENSIBILIDAD A LA INSULINA

•

El factor I.G. también es importante en las enfermedades cardiacas. Desempeña un papel en las dietas de la gente que ya padece de una enfermedad cardiaca, pero tal vez es de mayor significancia a largo plazo, tiene un papel en la prevención de las enfermedades cardiacas.

¿QUÉ SON LAS ENFERMEDADES CARDIACAS?

La mayor parte de las enfermedades cardiacas del mundo occidental, y cada vez más en otras partes, es causada por la arteriosclerosis de las arterias, en ocasiones llamada "endurecimiento de las arterias". La mayoría de las personas desarrollan arteriosclerosis gradualmente, durante su vida. Si se desarrolla con la suficiente lentitud, podría no causar ningún problema, aun a una edad avanzada; pero si su desarrollo es acelerado por uno o más de muchos procesos, la condición puede causar problemas mucho antes en la vida.

La arteriosclerosis resulta en el flujo reducido de la sangre a través de las arterias afectadas. En el corazón lo anterior puede significar que el músculo obtenga oxígeno insuficiente para tener el poder de bombear sangre, y cambia de manera tal que se siente dolor (dolor en la parte central del pecho o angina de pecho). En otras partes del cuerpo, la arteriosclerosis tiene un similar efecto en la reducción del flujo sanguíneo: en las piernas puede causar dolores musculares al hacer ejercicio (claudicación intermitente); en el cerebro puede causar una gran variedad de problemas desde "rarezas" a apoplejía; en el abdomen puede generar un pobre suplemento de sangre a los intestinos, causando desde un vago "problema estomacal" a una seria malfunción.

Una consecuencia todavía más seria de la arteriosclerosis se presente cuando se forma un coágulo de sangre sobre la superficie de una parte afectada de la arteria. Este proceso de trombosis puede resultar en un completo bloqueo de la arteria con consecuencias que van desde la muerte súbita hasta un pequeño ataque al corazón del cual el paciente se recupera con rapidez. El proceso de trombosis puede ocurrir en otra parte del sistema arterial con una gama de consecuencias determinadas por la extensión de la trombosis. Las probabilidades de desarrollar trombosis son determinadas por la tendencia de la sangre a coagularse en contraposición con la habilidad natural de la sangre para disolver los coágulos (fibrinólisis). Estas dos "tendencias" contrarrestantes son influidas por una cantidad de factores, incluyendo algunos dietéticos (más notablemente el efecto del pescado grasoso o los aceites de pescado que componen la dieta).

Las personas que han desarrollado arteriosclerosis de las arterias al corazón gradualmente (las arterias coronarias) pueden desarrollar gradualmente una función cardiaca reducida. Por un tiempo, el corazón podría estar en posibilidades de compensar el problema, por lo cual podrían no presentarse síntomas pero, eventualmente, podría comenzar a fallar. Podría presentarse agitación, inicialmente al hacer ejercicio, y en ocasiones podría haber inflamación en los tobillos. La medicina moderna tiene muchos tratamientos a base de medicamentes que son muy efectivos para las fallas cardiacas, por lo cual esta consecuencia de la arteriosclerosis no tiene las mismas implicaciones serias del pasado.

¿POR QUÉ LA GENTE CONTRAE ENFERMEDADES CARDIACAS?

La enfermedad de la arteriosclerosis cardiaca se desarrolla temprano en la vida, cuando los numerosos factores que la causan tienen una fuerte influencia. A través de muchas décadas, los médicos y los científicos han identificado los procesos en sus finos detalles, y ahora la mayoría de los factores que causan las enfermedades cardiacas son bien conocidos. Teóricamente, este tipo de enfermedad cardiaca podría ser ampliamente prevenida si se evaluaran los riesgos de todos durante la juventud y si se hicieran todas las cosas correctas durante el resto de sus vidas. En la práctica, sólo ha habido un desarrollo limitado de las maneras de analizar los riesgos de la gente en una etapa temprana de su vida, y los recursos necesarios para lograr la prevención simplemente no están disponibles. Sin embargo, ya se está haciendo mucho para identificar los factores de riesgo en las personas sanas y en quienes tienen una enfermedad cardiaca establecida, y aquellos que toman las acciones necesarias reducen su riesgo.

FACTORES DE RIESGO DE ENFERMEDADES CARDIACAS

La posibilidad de desarrollar una enfermedad cardiaca aumenta si fuma tabaco, tiene presión alta, diabetes, un nivel alto de colesterol en la sangre (que se puede deber a consumir demasiadas grasas en su dieta, está excedido de peso o es obeso y/o no hace suficiente ejercicio físico.

- Fumar tabaco está ahora claramente establecido como una de las causas de arteriosclerosis. En la actualidad, sin pocas las autoridades que disputan la evidencia. Sin embargo, existen algunos interesantes aspectos dietéticos. ¿Sabía que los fumadores tienden a comer menos frutas y verduras que los no fumadores (y así ingieren menos de los componentes antioxidantes de las plantas)? ¿Sabía que los fumadores tienden a consumir más grasas y sal que los no fumadores? Estas características de las dietas de los fumadores pueden ser causadas por el deseo de buscar sabores más fuertes en los alimentos como consecuencia de la disminución del gusto provocada por el fumar. Dado que estas diferencias dietéticas pueden poner al fumador en mayor riesgo de una enfermedad cardiaca, hay un solo consejo para todos aquellos que fuman: **¡por favor deje de fumar!**
- La presión sanguínea alta causa cambios en las paredes de las arterias, la capa muscular (recuerde que una arteria no es un tubo rígido, es un tubo muscular, que cuando está sano puede cambiar su tamaño a fin de controlar el flujo de sangre) se engrosa y es más posible que se desarrolle la arteriosclerosis. Los tratamientos para la presión arterial se han vuelto efectivos durante los últimos treinta años, pero recién ahora se

está aclarando qué tipos de tratamiento para la presión arterial también son efectivos para reducir el riesgo de contraer enfermedades cardiacas.

- La diabetes es causada por una falta de insulina –ya sea que el cuerpo no produce la suficiente, o que el cuerpo "exija" más de lo normal (porque se ha vuelto insensible a la insulina). En la diabetes, algunos de los procesos químicos (metabólicos) que tienen lugar tienden a acelerar la arteriosclerosis. La diabetes también puede resultar en una elevación de los lípidos en la sangre. El aumento de riesgo de contraer enfermedades cardiacas es una razón importante por la cual se invierte tanto esfuerzo en lograr un control normal de la glucosa en la sangre de los pacientes diabéticos, y también el motivo por el cual todas las personas con diabetes deberían ser revisados en busca de otros factores de riesgo de contraer una enfermedad cardiaca.
- El nivel alto de colesterol en la sangre aumenta el riesgo de las enfermedades cardiacas. Su nivel de colesterol en la sangre es determinado por factores genéticos (heredados) –que usted no puede cambiar– y factores de estilo de vida –que usted sí puede cambiar. También existen algunas condiciones relativamente raras en las cuales se presentan niveles particularmente altos de colesterol en la sangre. Las personas que han heredado estas condiciones necesitan un cuidadoso "trabajo" con un médico especialista, seguido por un tratamiento de medicinas por el resto de su vida. En la mayoría de los individuos, el alto nivel de colesterol en la sangre es, en parte, determinado por sus genes, que han "fijado" el colesterol levemente alto, y los factores del estilo de vida que lo hacen subir aún más. El factor dietético más importante es la grasa. Las dietas prescritas para bajar el nivel de colesterol en la sangre son bajas en grasas (grasas saturadas bajas) y altas en carbohidratos y fibras. El peso corporal también afecta el nivel de colesterol en la sangre –en algunas personas, el estar excedidas de peso tiene un significativo efecto en dichos niveles– por lo que acercarse al peso ideal puede ser muy útil. La sangre también contiene triglicéridos, otro tipo de grasa que es particularmente alta después de las comidas. En alguna gente, el tener un nivel alto de triglicéridos puede ser aunado a un mayor riesgo de contraer enfermedades cardiacas.
- Las personas excedidas de peso u obesas son más propensas a tener presión arterial alta y a contraer diabetes. También tienen un riesgo mayor de desarrollar una enfermedad cardiaca. Parte de ese riesgo incrementado se debe a la presión arterial alta, y a la tendencia a la diabe-

tes, pero hay un factor separado "independiente" en la obesidad. Cuando se desarrolla un incremento de grasa ésta puede ser distribuida de manera igualitaria en el cuerpo o puede ocurrir centralmente –en y alrededor del abdomen (pancita). Esta obesidad central está asociada de manera particularmente fuerte con el riesgo de contraer una enfermedad cardiaca. Por lo tanto, se deberían hacer todos los esfuerzos posibles por lograr el peso corporal más cercano a lo normal –en especial si el peso extra es "consecuencia de la madurez".

- El ejercicio tiene varios beneficios para el corazón. La buena condición cardiovascular mejora con el ejercicio extenuante regular, y el suplemento de sangre al corazón puede ser "mejorado". El ejercicio también es importante para mantener el peso corporal y tiene efecto sobre el metabolismo y algunos factores relacionados con la coagulación sanguínea. Hacer ejercicio con regularidad es claramente importante.

TRATAMIENTO DE LAS ENFERMEDADES CARDIACAS Y PREVENCIÓN SECUNDARIA

Cuando se detecta una enfermedad cardiaca se dan dos tipos de tratamiento. Primero, los efectos de la enfermedad son tratados (por ejemplo, tratamiento médico con medicinas y tratamiento quirúrgico para desviar las arterias bloqueadas) y, segundo, se tratan los factores de riesgo con el objeto de hacer más lento el progreso de la enfermedad. El tratamiento de los factores de riesgo después de que la enfermedad se ha desarrollado es llamado "prevención secundaria". En las personas que todavía no han desarrollado la enfermedad, el tratamiento de los factores de riesgo es llamado "prevención primaria". Obviamente, sería mejor dar tratamiento preventivo primario en todos los casos.

PREVENCIÓN DE LAS ENFERMEDADES CARDIACAS: PREVENCIÓN PRIMARIA

En el presente son cada vez más las personas que se revisan la presión arterial con regularidad, y en ocasiones se hacen un análisis de orina en busca de azúcar. También se hacen cada vez más análisis de lípidos en la sangre con el objeto de revisar también este factor de riesgo. Todos los profesionales de la salud aconsejan dejar de fumar, los beneficios del ejercicio y la naturaleza de una buena dieta. Cuando se descubren factores de riesgo específicos, se dan consejos de dieta y estilo de vida, pero en ocasiones éstos podrían no seguirse por mucho tiempo. Es especialmente difícil seguir consejos si el efecto de no hacerlo podría no presentarse en diez años o más, y si los cambios necesarios no son atractivos. Los cambios deben ser deseados por el individuo que será ayudado, a través del estímulo de sus amigos y familiares, y deben ser cambios idealmente positivos –"Quiero hacer esto" no "Ellos me dijeron que haga esto". Cualquier nueva dimensión en la prevención de las enfermedades cardiacas debe ser vista como un gran cambio positivo, no negativo.

EL ÍNDICE GLUCÉMICO Y LAS ENFERMEDADES CARDIACAS

El índice glucémico es de especial relevancia en la prevención de las enfermedades cardiacas. Dado que tiene beneficios para las personas con exceso de peso y para aquellos con diabetes, una dieta de I.G. bajo puede reducir el riesgo de contraer enfermedades cardiacas. Los lípidos en la sangre también pueden reducirse con dietas de I.G. bajo. Aquellos con un nivel alto de colesterol en la sangre pueden ver una pequeña, pero sin embargo útil, reducción del colesterol en la sangre. También se espera que algunas personas respondan más a este cambio dietético que otras y, en algunos casos, la reducción del nivel de colesterol en la sangre puede deberse a varios factores, incluyendo una reducción en el consumo de la energía total, una reducción de ingestión de grasas y, posiblemente, una disminución en el peso corporal –todos presentándose desde el inicio de la dieta de I.G. bajo. Sin embargo, los efectos de las dietas de I.G. bajo no están limitadas sólo a estos efectos –recientemente se ha demostrado un efecto de mayor alcance.

EL ÍNDICE GLUCÉMICO Y LA SENSIBILIDAD A LA INSULINA

Al final del Capítulo 7 nos referimos al Síndrome X, una condición que se caracteriza por los altos niveles de azúcar y grasa en la sangre (especialmente de triglicéridos), sobrepeso, presión arterial alta y un aumento en la coagulación, todo asociado con altos niveles de insulina en la sangre. Sin embargo, hay más de lo anterior en el Síndrome X –ahora se sabe que en esta condición el cuerpo es insensible a la insulina. Los tejidos del cuerpo cambian de manera tal que se requiere de más insulina a fin de obtener los mismos resultados de siempre, y el cuerpo responde circulando más insulina en la sangre. Los análisis en los pacientes con enfermedades cardiacas muestran que un número mucho mayor del esperado de ellos tienen esta insensibilidad a la insulina.

¿Puede ayudar una dieta de I.G. bajo? En un estudio reciente, se suministró a los pacientes con una seria enfermedad en las arterias coronarias dietas de I.G. o alto o bajo antes de la cirugía de bypass, y en la cirugía se tomaron pequeñas muestras de tejido adiposo para analizar. Las pruebas de tejido mostraron que las dietas de bajo I.G. hicieron que los tejidos de estos pacientes "insensibles a la insulina" más sensibles –de hecho habían regresado al rango de los pacientes de "control" normales después de sólo unas pocas semanas de dieta.

Si las personas con enfermedades cardiacas serias pueden mejorar, ¿no sucedería lo mismo con individuos más jóvenes? Mujeres jóvenes, en sus treintas, fueron divididas en aquellas que tenían una historia familiar de enfermedades cardiacas y las que no. Ellas mismas todavía no habían desarrollado la condición. Se les hicieron análisis de sangre seguidos de dietas de I.G. alto o bajo por cuatro semanas, después de las cuales se hicieron nuevos análisis de sangre y, cuando se les hizo cirugía (por condiciones no relacionadas con las enfermedades cardiacas), nuevamente se tomaron muestras de grasa y se probó su sensibilidad a la insulina. Las jóvenes mujeres con una historia familiar de enfermedades cardiacas eran insensibles a la insulina (aquellas sin un historial familiar de enfermedades cardiacas eran normales) pero, después de cuatro semanas de dieta de I.G. bajo, eran normales nuevamente.

En ambos estudios, las dietas fueron diseñadas para intentar asegurar que todas las demás variables (como energía total, carbohidratos totales) no fueran diferentes, a fin de que el cambio en la sensibilidad a la insulina visto posiblemente se debía a la dieta de I.G. bajo más que a ningún otro factor.

Los trabajos en estos excitantes descubrimientos continúan, pero lo que se sabe hasta ahora sugiere firmemente que las dietas de I.G. bajo no sólo mejoran el peso corporal y el nivel de azúcar en la sangre en las personas con diabetes, sino que también mejora la sensibilidad del cuerpo a la insulina. Llevará muchos años de mayores investigaciones demostrar que este simple cambio en la dieta, a una de I.G. bajo, definitivamente demora el progreso la enfermedad cardiaca arteriosclerótica. Mientras tanto, está claro que los factores de riesgo de contraer enfermedades cardíacas disminuyen con la dieta de I.G. bajo. Estas dietas son congruentes con los otros cambios dietéticos necesarios para la prevención de las enfermedades cardiacas. Por lo tanto, el mensaje para la prevención de las enfermedades cardiacas es: ¡pocas grasas (grasas de baja saturación), muchos carbohidratos, muchas fibras **I.G. bajo**!

SEGUNDA PARTE

SU GUÍA PARA COMER CON UN I.G. BAJO

PLANEAR SUS COMIDAS DE I.G. BAJO

•

COCINA AL MODO I.G. BAJO

10

PLANEAR SUS COMIDAS DE I.G. BAJO

CREAR COMIDAS PARA LOGRAR EL FACTOR I.G. QUE USTED NECESITA

DESAYUNO: USAR EL FACTOR I.G. PARA SOSTENERSE DURANTE TODO EL DIA

UN SENCILLO Y SALUDABLE DESAYUNO DE I.G. BAJO

IDEAS DE DESAYUNOS BAJOS EN GRASAS Y EN I.G.

COMIDA: IDEAS PARA UNA COMIDA LIVIANA, O UN PLATILLO SECUNDARIO QUE BAJE EL I.G.

COMER AFUERA

COMIDAS RAPIDAS DE I.G. BAJO

COMIDAS PRINCIPALES: ESCOGER LO MEJOR CON UN I.G. BAJO

IDEAS DE CENAS DE I.G. BAJO

POSTRE: UN FINAL DE I.G. BAJO

POSTRES RAPIDOS Y SENCILLOS DE I.G. BAJO

BOCADILLOS: MANTENER ALTOS SUS NIVELES DE ENERGIA ENTRE LAS COMIDAS

BOCADILLOS SOSTENEDORES

CREAR COMIDAS PARA LOGRAR EL FACTOR I.G. QUE USTED NECESITA

Comer una dieta de I.G. bajo significa continuar consumiendo una variedad de alimentos. Posiblemente una mayor variedad de la que usted consume en la actualidad. Se pueden seguir incluyendo las papas, que tienen un I.G. alto. Un alimento no es ni bueno ni malo según la base de su I.G. El factor I.G. de una comida que consiste en una mezcla de carbohidratos es un promedio calculado de los factores I.G. de los alimentos con carbohidratos. El cálculo se basa en la proporción del total de los carbohidratos que aporta cada alimento. Por lo general, comemos una combinación de alimentos con carbohidratos, como frijoles con pan tostado, sándwiches y frutas, pastas y pan, cereal y pan tostado, papas y elote. Los estudios demuestran que cuando se combina un alimento de factor I.G. alto con otro de factor I.G. bajo, la comida completa tiene un factor I.G. intermedio.

Regla de oro

Alimento de factor I.G. alto + alimento de factor I.G. bajo = Comida de factor I.G. intermedio

Suponiendo que usted come frijoles con pan tostado.

El pan blanco común tiene un factor I.G. de 70, y los frijoles tienen un factor I.G. de 48.

Si asumimos que la mitad de los carbohidratos provienen del pan y la otra mitad de los frijoles, podemos sumar los factores I.G. de ambos alimentos y dividirlos por dos,

$(70 + 48) \div 2$

dando un resultado total de 59.

Entonces, en lugar de basar la comida sólo en el pan (un alimento con un factor I.G. bastante alto) usted puede bajar el factor I.G. de la comida a un nivel más intermedio añadiendo frijoles de I.G. bajo.

El factor I.G. de una comida depende de los factores I.G. de los alimentos que la componen y de la proporción de carbohidratos que aporta cada uno de los alimentos ricos en carbohidratos.

Si usted tiene dos alimentos ricos en carbohidratos combinados en partes iguales, usted puede sumar sus valores I.G. y dividir el resultado para obtener el nuevo factor I.G. Pero si tiene dos alimentos combinados en proporciones desiguales, digamos ¼ de papa y ¾ de lentejas, entonces el setenta y cinco por ciento del factor I.G. de las lentejas debe ser sumado al veinticinco por ciento del factor I.G. de la papa.

HACIENDO EL CAMBIO A UNA DIETA DE I.G. BAJO

Plan de comidas de factor I.G. alto: 67	**Plan de comidas de factor I.G. bajo: 41**
Desayuno 30 g (1 0z) de hojuelas de maíz, leche entera 2 panes tostados (pan blanco) con margarina y extracto de levadura	**Desayuno** 30 g (1 oz) Raisin Bran™ y leche semidescremada 2 panes integrales tostados con margarina y extracto de levadura Una naranja
Bocadillo 2 galletas dulces	**Bocadillo** 2 galletas de avena
Comida ligera Un sándwich (pan integral) con jamón y una ensalada Una dona	**Comida ligera** Un sándwich (pan integran con granos) con jamón y una ensalada Yogur bajo en grasas con fruta
Bocadillo Una rebanada de sandía un paquete de papitas (50 g/2 oz)	**Bocadillo** Una manzana Un paquete pequeño (50 g/2 oz) de cacahuates (alto en grasas)
Comida principal Costillas de cordero Puré de papa Zanahorias Chícharos Helado y plátano	**Comida principal** Bistec pequeño Pasta cremosa Elote Chícharos Helado bajo en grasas y duraznos
Bocadillo Paquete de frituras de maíz (40 g/1½ oz)	**Bocadillo** Palomitas de maíz hechas en casa (40 g/ 1½ oz)
Valor energético 2,500 kilocalorías (10,400 kilojulios)	**Valor energético** 1,800 calorías (7,500 kilojulios)
Contenido de grasas 120 gramos, proveyendo el 44 por ciento de la energía	**Contenido de grasas**: 60 gramos, proveyendo el veintiocho por ciento de la energía.

El menú en la columna derecha tiene un factor I.G. cuarenta por ciento más bajo que el menú de la izquierda, y la mitad del contenido de grasas que el del de I.G. alto. La cantidad de comida es similar, pero el contenido en kilocalorías es casi un tercio más bajo, porque se han utilizado alimentos bajos en grasas y ricos en carbohidratos.

Calcular el factor I.G. preciso de una combinación de alimentos puede resultar complicado, a no ser que tenga acceso a las cifras de los componentes del alimento o a un programa de análisis de nutrientes. Al igual que con las kilocalorías, el valor I.G. no es preciso. Lo que le ofrecen los valores I.G. es una guía para bajar el factor I.G. de su día. Un cambio sencillo puede hacer una gran diferencia. Compare los menús de la página 135.

DESAYUNO: USAR EL FACTOR I.G. PARA SOSTENERSE DURANTE TODO EL DÍA

En el presente, son cada vez más las personas que se dan cuenta del beneficio de desayunar. Científicamente, se ha probado que el desayuno ayuda a más personas a perder peso y a bajar los niveles de colesterol. También sabemos que desayunar puede ayudar a estabilizar sus niveles de azúcar en la sangre. Pone en movimiento su metabolismo y da alimento a su cuerpo cuando realmente lo necesita. No desayunar puede causar síntomas de fatiga y deshidratación, como así también de pérdida de energía.

Una de las cosas que notamos cuando quienes no desayunan comienzan a hacerlo es que repentinamente desarrollan un apetito matutino que no sentían desde niños. Desayunar se vuelve más sencillo, de hecho, se convierte en una necesidad (que es lo que debería ser). Nuestros cuerpos requieren combustible para funcionar y, sin embargo, muchos de nosotros esperamos trabajar sin llenar antes el tanque de combustible.

Si su desayuno lo deja hambriento a media mañana, observe más de cerca lo que comió. Muchos cereales y panes tienen un factor I.G. alto, lo que significa que lo levantarán inicialmente, pero no durarán por mucho tiempo. Cuando se acaba la energía y comienza a bajar el azúcar en su sangre, siente hambre de nuevo. Comer un desayuno de I.G. bajo le asegura que el desayuno durará hasta la hora de la comida.

UN SENCILLO Y SALUDABLE DESAYUNO DE I.G. BAJO

1. Comience con fruta o jugo

La fruta aporta fibra y, más importante, vitamina C, que ayuda a su cuerpo a absorber el nutriente hierro.

FRUTAS Y JUGOS CON EL FACTOR I.G. MÁS BAJO

Cerezas	22
Peras	38
Ciruelas	39
Jugo de manzana	40
Toronja	25
Uvas	46
Duraznos	42
Naranjas	44
Chabacanos secos	31
Jugo de piña	46
Manzanas	38
Jugo de toronja	48

2. Pruebe los cereales para el desayuno

Los cereales son importantes como fuente de fibra, vitamina B y hierro. Cuando escoja cereales para el desayuno procesados, busque aquellos con un alto contenido en fibras.

LOS CINCO CEREALES DE I.G. MÁS BAJO

All–Bran™	42
Raisin Bran™	52
Special K™*	54
Granola	56
Avena cocida con leche	42

(*añada un poco de salvados para elevar su contenido de fibras).

A medida que se llevan a cabo mayores investigaciones, y que se desarrollan más productos, aumentará la gama de cereales de I.G. bajo.

3. Añada leche o yogur

Las leches y yogures bajos en grasas pueden hacer una valiosa contribución a su consumo diario de calcio al incluirlo en el desayuno. Todos tienen un factor I.G. bajo. Las variedades bajas en grasas tienen igual, o más, calcio que la leche entera.

4. Más pan o pan tostado si lo desea

LOS PANES CON FACTOR I.G. MÁS BAJO

Pumpernickel	41
Pan con granos enteros	alrededor de 46
Pan de frutas	47

IDEAS DE DESAYUNOS BAJOS EN GRASAS Y EN I.G.

1. Pan con pasitas tostado con queso crema bajo en grasas cubierto de manzana rebanada.
2. Avena cocida en leche rociada con pasitas y azúcar morena.
3. Un licuado con leche baja en grasas.
4. Un yogur bajo en grasas mezclado con un durazno rebanado y frambuesas.
5. Un plato de All–Bran™ y leche baja en grasas, con peras rebanadas enlatadas.
6. Frijoles sobre pan de granos integral con un poco de aguacate.

COMIDA: IDEAS PARA UNA COMIDA LIVIANA, O UN PLATILLO SECUNDARIO QUE BAJE EL I.G.

1. Base su comida ligera en los carbohidratos. Alimentos tales como:

Pan	Pastas	Granos integrales	Legumbres
roll de pan pan tostado sándwiches pan de frutas pan pita	fideos en sopa minestrone fetuccine ensalada de pasta ravioles	arroz al vapor elote tabbouli ensalada de arroz arroz con especias	frijoles ensalada mixta de frijoles lentejas en curry sopa de chícharos frijoles enchilados

2. Podría agregar un poco de carne, queso, huevo o pescado

Ideas sencillas para agregar		
un poco de queso parmesano rallado sardinas y limón un poco de salmón ahumado una untadita de paté una rebanada de pastrami	cuartos de huevo cocido pollo cocido picado unos ostiones ahumados un yogur atún en agua	rebanadas de jamón ahumado pechuga de pavo rebanada una rociadita de tocino picado un cubo de queso cheddar roast beef rebanado

Recuerde ¡que las cantidades sean pequeñas!

3. Rellénelo con verduras

Ideas sencillas con verduras			
brotes verdes frescos en ensalada una cucharada de pesto una calabacita chícharos	tomates pequeños un puñado de aceitunas tiras crocantes de apio rábano entero trocitos de coliflor	pepino cebolla rebanada betabeles tomates secos al sol una ralladura de jengibre	zanahoria rallada calabaza deshebrada hojas tiernas de espinaca rajas de pimiento perejil picado

4. Y termine con fruta

COMER AFUERA

Observamos algunos menús de comidas y descubrimos cómo hacer de esa comida una de I.G. bajo. También revise el contenido de grasas. A menudo, las comidas de los restoranes son altas en grasas, así que hemos hecho nuestro mejor esfuerzo para reunir aquello que puede constituir una opción más baja en grasas. Por supuesto, los ingredientes y, por lo tanto, el contenido en grasas varía de lugar en lugar, por lo cual deberá mantenerse razonablemente alerta.

Comida	Nuestro factor I.G. estimado
Ensalada de frutas frescas con yogur bajo en grasas	46 Grasas: insignificante
Fettuccine con tomates, aceitunas y ajo (o cualquier otra salsa baja en grasas que le agrade)	32 Grasas: 8 gramos
Pida algo mexicano con frijoles, como por ejemplo burritos de frijol	35 Grasas: 11 gramos
Papas rellenas asadas con frijoles y queso	72 Grasas: 12 gramos
Melón tailandes con vegetales	36 Grasas: 13 gramos
Rollitos de carne rellenos de tabbouli, felafel y ensalada	48 Grasas: 21 gramos
Pollo a las brasas con una guarnición pequeña de ensalada de frijoles y elote	39 Grasas: 24 gramos
o pruebe la comida hindú... un curry de pollo con un poco de dhal y, tal vez, algo de arroz Basmati	48 Grasas: 26 gramos

COMIDAS RÁPIDAS DE I.G. BAJO

1. Coma un poco de pan pita, rocíelo con hummus y acompañado de tabbouli.
2. Sopa de vegetales, espesada con cebada, frijoles y macarrones. Hierva un plato de pasta y mezcle con pesto o hierbas frescas picadas.
3. Ponga su relleno de sándwich favorito entre dos rebanadas de pan con granos integrales.
4. Haga un licuado de plátano y acompáñelo de un panqué de manzana alto en fibras.
5. Un plato de ensalada de fruta cubierto con un yogur.
6. Una ensalada verde con un poco de ensalada de frijoles, añada pan de granos ¡y disfrute!

COMIDAS PRINCIPALES: ESCOGER LO MEJOR CON UN I.G. BAJO

Qué hacer para cenar es una eterna pregunta. Cuando organice los ingredientes en su mente para una comida principal, piense en ellos en el siguiente orden.

1. Primero escoja los carbohidratos

¿Qué serán? ¿Papas, arroz, pastas, granos legumbres o una combinación? ¿Puede agregar un poco de pan o elote? Vea lo siguiente para ayudarse.

Escoger los carbohidratos de su comida principal

No es sólo una cuestión de escoger los alimentos con el factor I.G. más bajo. Con el objeto de optimizar una buena ingestión de nutrientes, es mejor incluir una amplia variedad de alimentos en su dieta. Compare las propiedades nutricionales de estos alimentos ricos en carbohidratos y vea por qué es importante la variedad.

Papas Créalo o no, la papa es una buena fuente de vitamina C y de potasio. El contenido de ambos nutrientes es más alto cuando se aplica menos agua y un tiempo más corto de cocción en la preparación de las mismas. Las papas en sí no contienen grasas, así que piense dos veces en cómo guisarlas. La mayoría de las papas tienen un factor I.G. de más de 60.

Arroz El arroz blanco es insípido, convirtiéndolo en un acompañamiento ideal para las condimentadas comidas chinas, Thai e hindú. El pasar al arroz por el molino elimina la fibra y el germen, resultado en una considerable pérdida de los nutrientes. Debido a lo anterior, el arroz integral es una fuente mucho mejor de vitaminas B, minerales y fibra. Varíe su dieta para que incluya tanto arroz integral como blanco. El arroz con factor I.G. más bajo es el Basmati (58).

Camotes El camote naranja dulce es una fantástica fuente de b-caroteno (el precursor vegetal de la vitamina A) y también es bastante rico en vitamina C, y hace una colorida adición a cualquier cena. Es una buena fuente de fibra. El factor I.G. es de 54.

Elote El elote en la mazorca, o desgranado es, por lo general, un vegetal popular entre los niños y tiene un alto contenido de fibra. También es una fuente de vitaminas B. El factor I.G. es de 55.

Legumbres Los chícharos secos, las lentejas y los frijoles son ricos en proteínas y también son una nutritiva alternativa a la carne. Su contenido de niacina, potasio, fósforo, hierro y zinc también es alto, mientras que el contenido de fibra es más alto que el de los demás alimentos aquí enumerados. El factor I.G. varía –revise las tablas al final del libro.

Pastas Las pastas tienen un contenido más alto de proteínas que el arroz o las papas y a menudo se consumen como comida sin incluir carne. Son muy satisfactorias y rápidas de preparar añadiendo verduras o una salsa de verduras y una rociada de parmesano. El factor I.G. varía de 37 a 55.

Trigo partido El bulgur (burghul) es el grano de trigo entero o partido precocido. Debido a que el grano entero está virtualmente intacto, el bulgur provee una gran cantidad de fibras, tiamina, niacina, vitamina E y minerales. El factor I.G. es de 48.

2. Añada verduras – y muchas

Frescas, congeladas, enlatadas –lo que tenga, cuantas más verduras, mejor. Busque en la lista debajo de comidas si necesita inspiración, o utilice sus favoritos. Piense en un plato de crujiente ensalada con un poco de tomates secos al sol.

3. Un poquito de proteínas para añadir sabor y textura

Recuerde, no necesitamos muchas –sólo algunas finas rebanadas de carne para freír, una rociada de sabroso queso, unas tiritas de jamón, un poquito de ricota, una tierna pechuga de pollo, unas rebanadas de salmón, un par de huevos, un manojo de nueces, o utilice las proteínas contenidas en sus granos y legumbres.

4. Antes de usar grasas, piénselo dos veces

Revise estar utilizando un tipo saludable (un monosaturado o un polisaturado) y reduzca la cantidad si puede.

IDEAS DE CENAS DE I.G. BAJO

1. Acompañe espagueti boloñesa con una ensalada verde.
2. Envuelva un filete de pescado con hierbas, tomate y cebolla en papel aluminio y hornee.
   Sirva con verduras mixtas o ensalada.
3. Haga una lasaña –verduras o carne con ensalada.
4. Ase un bistec y sirva con un trío de verduras de I.G. bajo –papas, elotes, chícharos y camote.

5. Lentejas sozonadas con arroz.
6. Salte pollo, carne o pescado con verduras.
   Sirva con arroz Basmati o fideos chinos.
7. Guise tortellini de espinaca o ricota con verduras mixtas.
8. Compre un pollo rostizado, cueza elotes tiernos y haga una ensalada.
9. Mezcla para tacos de frijoles, mitad molidos y mitad enteros y sirva con tortillas.

POSTRE: UN FINAL DE I.G. BAJO

Es bastante sencillo dar un factor I.G. bajo a una comida hasta el postre. Lo anterior se debe a que muchos de los componentes básicos del postre, como las frutas y los productos lácteos, tienen un factor I.G. bajo.

En las discusiones con personas, sobre qué comen en estos días, el postre rara vez se menciona. con estilos de vida cada vez más ocupados y con las preocupaciones sobre el exceso de peso, el postre es convenientemente eliminado. Mientras que esto parece ser un cambio positivo para eliminar innecesarias kilocalorías provenientes del azúcar y las grasas de la dieta, también existe un lado negativo. En muchos casos, los postres pueden hacer una valiosa contribución a nuestra dosis de calcio y vitamina C diaria, porque con frecuencia se basan en lácteos y frutas. Lo que es más, por lo general los postres son ricos en carbohidratos, lo que significa que ayudan a saciar nuestro centro de satisfacción, significando el término de la comida.

La base de un postre perfecto –frutas y productos lácteos de I.G. bajo

Cítricos. Una fruta de invierno, que es una fuente excelente de vitamina C. Seleccione una fruta pesada con piel brillante y de textura fina, Las naranjas son buenas como bocadillo cortadas en cuartos y congeladas. Moje segmentos de una variedad de cítricos en jugo de naranja y un chorrito de brandy, rocíe con pasitas y sirva como ensalada de frutas de invierno.

Cerezas. Una verdadera fruta de verano. Escoja frutas pulposas, de color rojo/negro brillante con tallos verdes. Un plato de cerezas en la mesa es un bello postre para compartir.

Frutas de hueso. Los chabacanos aparecen recién empezada la temporada. Escoja aquellos de color dorado naranja, evitando las frutas pálidas y verdes. Los duraznos y nectarinas deben estar recién comenzando a ablandarse. Los duraznos frescos rebanados o las nectarinas son deliciosos con helado o yogur. Rocíe las mitades de durazno con canela y pruébelas levemente asadas.

Peras y manzanas. Su mejor temporada, es durante el otoño y el invierno, pero se consiguen todo el año. La preparación sólo requiere de lavar y rebanar y ofrecen el final perfecto para cualquier comida.

Uvas. Una de las frutas más populares entre los niños, porque son dulces y fáciles de comer. Las uvas no maduran después de haber sido cortadas de la vid, así que escoja racimos con un color profundo y uniforme y tallos verdes y frescos. Ponga un platón en la mesa después de la comida, o agréguelas a la ensalada de fruta.

Flan, helado y yogur. Busque variedades bajas en grasas para darse un gusto fresco y cremoso.

AGREGUE FRUTA PARA ENDULZAR

El azúcar o sucrosa, un ingrediente común en los postres tradicionales, tiene un factor I.G. de 65. Esto significa que si una receta contiene mucha azúcar, particularmente en combinación con harina, que tiene un factor I.G. de alrededor de 70, entonces su producto final no podrá más que tener un factor I.G. alto. Las recetas que incorporan frutas como endulzante, tendrán más fibra y un I.G. más bajo. Recuerde, las frutas de climas templados, tales como las manzanas, peras y frutas de hueso, tienden a tener los valores I.G. más bajos.

POSTRES RÁPIDOS Y SENCILLOS DE I.G. BAJO

1. Helado bajo en grasas y fresas.
2. Manzana entera asada con yogur bajo en grasas.
3. Ensalada de frutas con yogur bajo en grasas.
4. Haga un postre de frutas –cubra la fruta cocida con una mezcla molida de granola, hojuelas de trigo y un poquito de mantequilla derretida o miel.
5. Rebane un plátano y colóquelo sobre un flan bajo en grasas.
6. Cubra la fruta enlatada (duraznos o peras) con helado o flan bajo en grasas .
7. En una hoja de masa milhojas estirada (y con unas pinceladas de leche, desgrasada) envuelva manzana, pasitas grosellas y especias, hornee como strudel.

BOCADILLOS: MANTENER ALTOS SUS NIVELES DE ENERGÍA ENTRE LAS COMIDAS

¡El fino arte de picar! Levanten la mano todos los que pensaron que comer bien quería decir limitarse a tres comidas al día. Tradicionalmente, existe la creencia de que comer bien significaba limitarse a tres comidas al día. Tal vez esto surge de las imágenes de los que comen desordenadamente. Usted sabe a quién me refiero, a la persona que se salta el desayuno, cambiándolo por bocadillos durante el día, y que se da un festín en la noche, antes de irse a acostar –¡ciertamente para nada el patrón ideal! Nuevas evidencias sugieren que las personas que pican, ingiriendo pequeñas cantidades de comida durante el día, a intervalos frecuentes, podrían estarse haciendo un favor.

Un estudio reciente que comparaba a la gente comiendo una dieta de tres comidas al día, con aquellos que ingerían tres comidas y tres bocadillos, demostró que los bocadillos estimulaban al cuerpo a usar más energía para el metabolismo en lugar de concentrar la misma cantidad de comida en tres comidas. Es como si cuanto más combustible le diese al cuerpo más quemase. Las comidas pequeñas y frecuentes estimula la velocidad del metabolismo.

El problema con los bocadillos entre comidas es que la mayoría de ellos se componen de alimentos ricos en grasas tales como pasteles, chocolates, barritas, frituras y pastelillos. Otra crítica de los bocadillos ha sido que en e caso de la gente que come demasiado, aumentar el número de veces en las que se enfrentan a la comida es tentar al desastre. Es mucho más difícil que se coma de más si los alimentos consumidos son ricos en carbohidratos y tienen un factor I.G. bajo. ¡Al utilizar estos alimentos, usted se sentirá satisfecho antes de haber comido de más!

BOCADILLOS SOSTENEDORES

Pruebe un panecillo
Un licuado
Un pan de pasitas tostado
Una jugosa naranja
Una lata pequeña de frijoles
Un plato de Raisin Bran™ con leche baja en grasas
Una rebanada de pan pita untado con extracto de levadura
Un yogur bajo en grasas
Un sándwich
Chabacanos secos
Un puñado de pasitas
Una gran manzana verde
Helado bajo en grasas en barquillo
Una fuente de palomitas (bajas en grasa, por supuesto)

11

COCINA AL MODO I.G. BAJO

COMO PUEDE REDUCIR EL FACTOR I.G.
DE LAS RECETAS Y COMIDAS

REDUCIR EL CONTENIDO DE GRASAS DE UNA RECETA
DE LA A A LA Z

LA DESPENSA DE I.G. BAJO

QUE CONSERVAR EN EL REFRIGERADOR Y CONGELADOR

EL GLOSARIO DE ALIMENTOS DE I.G. BAJO

•

Muchas de nuestras recetas favoritas pueden ser modificadas para bajar su factor I.G. El primer paso es familiarizarse con el factor I.G. de una variedad de alimentos. Observe sus comidas con ojo crítico y considere cómo podría reducir el factor I.G. ¿Tal vez podría probar los Raisin Bran™ en el desayuno, en lugar de las hojuelas de maíz o los Rice Krispies™? En la comida, podría pedir un sándwich hecho en un pan con granos integrales en lugar de harina blanca. Para su comida nocturna, ¿por qué no comer pastas en lugar de papas y agregar algunos otros ingredientes de I.G. bajo, tales como legumbres, elote o chícharos?

Cambiar un ingrediente de una receta puede ser suficiente para bajar el factor I.G. del platillo final. Cuantos más alimentos de I.G. bajos en la receta, mayor será el efecto y más bajo será el I.G. Si la receta es a base de ingredientes de I.G. alto y usted siente que no se puede modificar, intente servir algunas guarniciones de I.G. bajo.

CÓMO PUEDE REDUCIR EL FACTOR I.G. DE LAS RECETAS Y LAS COMIDAS

En lugar de:	**Alternativas de I.G. bajo**
Pan de textura suave	Sustituya alrededor del 50% del harina con granos integrales enteros o partidos. Existen buenas marcas comerciales que contienen grandes cantidades de granos integrales.
Harina	En los productos horneados, reduzca la cantidad de harina, sustituyendo parcialmente con salvado de avena, de arroz u hojuelas de avena.
Arroz	Pruebe el arroz Basmati, o la cebada perlada, trigo de cocimiento rápido, trigo sarraceno, bulgur, couscous, fideos.
Papas	Camote, arroz Basmati, pastas elote.
Azúcar	Pruebe endulzar con el jugo de manzana o la fruta seca. La miel también tiene un I.G. ligeramente más bajo.
Plátanos, mago, papaya, piña, melón y otras frutas tropicales tienen factores I.G. altos	Intente comer más a menudo manzanas, cerezas, toronjas, naranjas, duraznos peras, ciruelas y otras frutas de clima templado, o combine con una fruta de I.G. más alto para obtener un efecto intermedio.

En recetas de	**Alternativa de I.G. bajo**
Sopas	Añada lentejas, cebada, chícharos secos, frijoles o pastas –¡haga un minestrone!
Guisados	Pruebe de sustituir una porción de la carne con frijoles o lentejas. ¡Esto eleva la fibra y también baja el contenido de grasas!
Albondigones o panes de carne	Añada lentejas cocidas, frijoles en lata u hojuelas de avena en combinación con la carne molida.

CÓMO BAJAR EL I.G. DE UNA RECETA MIENTRAS SE MANTIENE ALTA LA NUTRICIÓN

Tome una receta tal como:

Pastelitos horneados

1 huevo
250 ml (9 fl oz) leche
110 g (4 oz) azúcar
225 g (8 oz) harina leudante
110 g (4 oz) mantequilla

La sustancia de esta receta es el harina (un ingrediente de I.G. alto) más el azúcar (un ingrediente de valor I.G. intermedio). El factor I.G. de la receta es 67.

- El primer paso es reducir la cantidad de harina, sustituyendo parcialmente con un alimento de I.G. más bajo, como el salvado de avena.
- El siguiente paso es ver si alguno de los ingredientes de I.G. intermedio puede ser sustituido por ingredientes con un I.G. más bajo. el azúcar puede ser parcialmente reemplazado por fruta o jugo de fruta, por ejemplo.
- La receta resultante –una combinación de ingredientes de I.G. alto con otros de I.G. bajo– resulta en un producto con un valor I.G. más bajo.

Así, acomodando ciertos cambios:

(agregando fruta de I.G. bajo como sabor y fibra)	1 manzana rayada gruesa 1 huevo 125 ml (4 fl oz) leche semidescremada o descremada
(utilizando alimentos con un I.G. más bajo como endulzante)	125 ml (4 fl oz) jugo de manzana 60 g (2 oz) pasitas
(reduciendo el nivel de harina)	110 g (4 oz) harina leudante
(sustituyendo el harina con salvado de avena)	60 g (2 oz) de salvado de avena sin procesar
(reduciendo la cantidad de mantequilla)	60 g (2 oz) de margarina

El producto final: panecillos de manzana con pasitas que son más bajos en grasas, más altos en fibras y tienen un factor I.G. diez puntos más bajos que los 59 de la receta.

REDUCIR EL CONTENIDO DE GRASAS DE UNA RECETA, DE LA A A LA Z

Como hemos dicho constantemente a lo largo de todo este libro, es importante comer una dieta rica en carbohidratos y baja en grasas. Los siguientes consejos prácticos, que han sido acomodados en un sencillo formato por orden alfabético, lo ayudarán a reducir el contenido de grasas de algunas de sus recetas favoritas al mismo tiempo que baja su factor I.G.

Aceite. La mayoría de las recetas requieren de más de dos cucharadas de aceite. Está bien utilizar cualquier aceite monosaturado o polisaturado. Los aceites en aerosol, o untar una fina capa de aceite sobre la base de la olla es lo ideal. Si encuentra que la cantidad de aceite es insuficiente, cubra la olla, o agregue unas cuantas gotas de agua, y use el vapor para cocer los ingredientes sin quemarlos. ¡Si no cuenta con una, invertir en un sartén para freír antiadherente es una buena idea!

Alcohol. Aunque el consumo excesivo de alcohol puede engordar, como ingrediente en una receta, por sí mismo no generará un platillo alto en calorías. El alcohol se evapora durante la cocción, por lo tanto pierde las kilocalorías y queda el sabor. Un poco de vino en una salsa puede darle un sabor delicioso y el jerez seco en un marinad estilo asiático es esencial.

Asar. Ase los cortes tiernos de carne, pollo y pescado en lugar de freírlos. Marine antes para agregar sabor, humedad y suavidad.

Caldo. Si está preparado para hacer el esfuerzo de elaborar su propio caldo –¡qué bien! Prepárelo por anticipado, refrigérelo y extraiga la capa de grasa que se forma en la superficie. El caldo preparado se puede comprar en el supermercado. Los cubitos son otra alternativa. Busque las marcas con poca sal.

Cero grasas es poco saludable, así que hable con los profesionales (dietistas) sobre la manera de consumir sólo la cantidad que usted necesita. Las grasas añaden sabor –úselas en su provecho.

Conserve frascos de ajo, chiles o jengibre picado en el refrigerador para dar sabor a sus comidas en un instante.

Crema y crema ácida Limítese a cantidades pequeñas, ya que ambos productos tienen un alto contenido de grasas saturadas. Trescientos mililitros de crema pueden ser puestos en hieleras y congelados, ofreciendo así pequeñas porciones de crema disponibles cuando los necesite. Agregar un cubito (cada cubito es de alrededor de 20 ml) de crema a un platillo agrega sólo 7 gramos de grasas.

Frijoles, chícharos y lentejas secas. Todos ellos son bajos en grasas y muy nutritivos. Añadirlos a una receta, tal vez como sustituto parcial de la carne, bajará el contenido de grasas del producto terminado. Son muy convenientes de usar y ahorran mucho tiempo. En valor alimenticio, son comparables a los secos que remoja y cocina usted mismo.

Helado. Una fuente de carbohidratos, calcio, riboflavina, retinol y proteínas y las variedades bajas en grasas tienen el factor I.G. más bajo –definitivamente un sabroso gusto helado.

Huevos. Sea cuidadoso cuando añada huevos a una receta, ya que éstos pueden agregar grasas. En ocasiones, bastará con agregar la clara batida como sustituto del huevo completo.

Leche ¡A muchas personas no les agrada la leche descremada, particularmente cuando la prueban sola o con el café! Sin embargo, usted puede usar leche descremada en una receta, y nadie lo notará –y la disminución en las grasas es grande. Para su conveniencia, tal vez desee tener leche descremada en polvo en la despensa, así la podrá hacer cuando la necesite de acuerdo a las instrucciones y refrigerarla toda la noche antes de usarla. Las leches de vida larga, que no necesitan de refrigeración hasta que se abren, también son prácticas.

Limón. Pruebe unas frescas gotas de limón recién exprimido con pimienta negra molida sobre los vegetales, en lugar de la mantequilla.

Masa de hojaldre. A diferencia de casi todas las demás masas, el hojaldre es bajo en grasas. Para mantenerla así, humedezca con leche descremada y pincel en lugar de utilizar mantequilla derretida cuando la prepare. Búsquela en panaderías y la sección de productos congelados del supermercado, junto a otras masas preparadas y utilícela para pays y strudel.

Mermelada. Un poquito de mermelada sobre un pan tostado contiene veintidós por ciento menos calorías que un raspón de mantequilla o margarina. ¡Así que disfrute su mermelada y haga a un lado la grasa!

Nueces. Son valiosas por su contenido de vitamina E, pero también tienen un alto contenido de grasas. Para mantener bajo el contenido de grasas de la receta, la cantidad de nueces debe ser baja.

Para saltear. Caliente primero el sartén, pinte con la cantidad recomendada de aceite o menos, agregue la comida y cocine, revolviendo levemente sobre fuego medio.

Pastas. Un alimento para comer más y una gran fuente de carbohidratos y vitaminas B. Frescas o secas, su preparación es sencilla. Sólo hierva en agua hasta que esté tierna o "al dente", cuele y cubra con unas gotas de pesto, una salsa de tomate o una rociada de queso parmesano y pimienta

Existen muchos maravillosos libros con recetas para hacer pastas. Definitivamente vale la pena invertir en uno a fin de encontrar toda clase de maneras excitantes de preparar este fabuloso alimento de I.G. bajo. Las pastas pueden aparecer en su menú como guarnición para la carne, como fideos en la sopa, como una comida en sí misma con vegetales o salsa, o hasta como un ingrediente en los postres.

Peso. ¿Cuál es el peso de la carne que está comprando? Comience a notar lo que aparece en la balanza y considere cuántas porciones le dará. En el caso del bistec, es casi todo comestible, de 120 g a 150 g (4 a 5 ½ oz) por porción es suficiente. Medio kilo (18 oz) es más que suficiente para cuatro porciones. Escoja cortes magros. Elimine la grasa antes de cocinar o antes de guardarla. Alterne la carne o el pollo con pescado una vez a la semana.

Precedente. La necesidad de grasa es una necesidad de sabor. Sea creativo con otros saborizantes.

Preguntas. Pregunte a su dietista para obtener más recetas.

Queso. Con un treinta por ciento de grasas (veintitrés por ciento de las cuales son saturadas), el queso puede añadir muchas grasas a una receta. Aunque existen algunos quesos bajos en grasas, muchos de ellos pierden una gran parte de su sabor a costa de una pequeña reducción en las grasas. Vale la pena comparar la grasa en cien gramos entre diferentes marcas, a fin de encontrar los más sabrosos con el menor contenido de grasas. Alternativamente, una rociada de un queso rallado y sabroso, o de parmesano, podría cumplir la función.

El queso ricota y el cottage son bajos en grasas, por lo general menos del siete por ciento de grasa. Pruébelos como una alternativa para la mantequilla o margarina en los sándwiches. Aportan una fracción de las grasas. Vale la pena probar algún queso ricota fresco –podría encontrar que la textura y el sabor son más aceptables que aquellos que ofrece el ya envasado. Los quesos cottage saborizados son ideales para untar galletas. Pruebe la ricota en la lasaña en lugar de la salsa blanca cremosa.

Reduzca el contenido de grasas de la carne molida dorándola en un sartén antiadherente, luego colocando la carne en una coladera y vertiendo agua hirviendo en ella, a fin de enjuagar la grasa. Regrese al sartén para continuar cociendo. Utilizar la carne molida de mejor calidad es una buena idea para reducir las grasas.

Tiendas de alimentos naturistas. Las tiendas de alimentos naturistas pueden ser trampas para los incautos. Revise los ingredientes altos en grasas, como el aceite vegetal hidrogenado, nueces, coco y aceite de semillas de palma en los productos, tales como barras de granola, barras de nueces, pastelitos y pays naturistas (aun cuando estén elaboradas con harina integral) que guardan en sus estanterías.

Tocino. El tocino es un ingrediente valioso en muchos platillos debido al sabor que ofrece. Usted puede hacer que muy poco tocino rinda mucho al quitar toda la grasa y picándolo finamente. El jamón magro es a menudo una opción más económica y más baja en grasas. En los guisados y sopas, un hueso de jamón o tocino da mucho sabor sin añadir demasiadas grasas.

Variedad. Variar los ingredientes genera más posibilidades y ofrece más nutrientes. Abrase e intente algo que nunca antes haya probado.

Yogur. El yogur es un alimento valioso de muchas maneras. Es una buena fuente de calcio, y "bacterias buenas", proteínas y riboflavina y, a diferencia de la leche, es adecuado para quienes tienen intolerancia a la lactosa. El yogur natural bajo en grasas es un sustituto adecuado para la crema ácida. Si utiliza yogur en una salsa caliente o guisado, agréguelo en el minuto final y no deje que hierva, o se cortará. Es mejor si deja que el yogur esté a temperatura ambiente antes de agregarlo a un plato caliente. A fin de hacer esto, mezcle una pequeña cantidad de yogur con un poco de la salsa del guisado y luego agregue todo a la salsa.

LA DESPENSA DE I.G. BAJO

Con el objeto de hacer elecciones de bajo I.G. usted debe conservar los alimentos correctos en su despensa.

Panes
- Pumpernickel
- Panes de varios granos
- Panes de fruta (del tipo pesado. Guarde un pan en el refrigerador)

Cereales
- All-Bran™ (Kellogg's)
- Raisin Bran™ (Kellogg's)
- Granola
- Hojuelas de avena
- Salvado de avena
- Salvado de arroz
- Cebada perlada
- Arroz Basmati
- Pastas de varias formas y sabores

Lentejas secas o en lata (rojas y cafés), legumbres (chícharos secos, frijoles)

Una variedad de legumbres enlatadas (alubias, frijoles mixtos)

Granos de elote en lata. Otros vegetales en lata, como por ejemplo tomates, espárragos, chícharos, champiñones, siempre son útiles para elevar el contenido vegetal de una comida

Tomates picados en lata y puré de tomate, frascos de salsas para pastas

Caldo de pollo preparado o cubitos de caldo

Aderezos para ensalada bajos en grasas

Frutas secas –pasitas, chabacanos secos, frutas mixtas, ciruelas pasas

Duraznos, peras y manzanas en lata

Leche descremada de larga vida, o en polvo

Leche descremada evaporada

Polvo para flan

Especias –polvo de curry, comino, cúrcuma, mostaza, etc.

Hierbas –orégano, albahaca, romero, que se usan en estas recetas. Las mezclas preparadas también se encuentran en el súper.

Frascos de jengibre, chile y ajo

QUÉ CONSERVAR EN EL REFRIGERADOR Y CONGELADOR

Leche descremada o semidescremada
Yogur natural bajo en grasas
Yogur de frutas bajo en grasas
Helado bajo en grasas
Paletas o paquetitos de yogur bajo en grasas
Huevos
Quesos
- rebanadas procesadas bajas en grasa
- cheddar bajo en grasas
- parmesano rallado
- cottage o ricotta

Chícharos y elote congelados
Bayas congeladas (fresas, zarzamoras, etc.).

EL GLOSARIO DE ALIMENTOS DE I.G. BAJO

Este glosario describe algunos de los alimentos clave que pueden formar parte de una dieta de I.G. bajo.

Arroz Basmati (I.G. de 58) • Tiene un I.G. bajo atribuible al tipo de almidones que contiene (almidones ricos en amilasa). Se consigue en los supermercados.

Arroz precocido (I.G. de 38–87) • Precocer involucra sumergir el arroz en agua caliente y cocerlo al vapor antes de secarlo y refinarlo. Los nutrientes de la cáscara son retenidos por el grano y el producto cocido tiene menos tendencia a ser pegajoso. Algunos estudios han encontrado que el arroz precocido tiene un I.G. más bajo, pero estudios conducidos con arroz australiano han encontrado sólo pequeñas diferencias entre el arroz precocido y el regular. El principal determinante del I.G. del arroz es el tipo de almidones presentes en el grano.

Avena cocida en leche • Los factores I.G. publicados oscilan de un bajo 42 hasta un 66 para las "avenas de un minuto". El corte adicional de las hojuelas para lograr un cocimiento rápido probablemente aumenta la velocidad de la digestión, causando un I.G. más alto.

Bulgur (bulghur) (I.G. de 48) • Se elabora moliendo gruesamente trigo precocido y seco. Comúnmente se reconoce como uno de los ingredientes principales del tabbouli. La forma física intacta del trigo contribuye a su I.G. bajo.

Cacahuates (I. G de 14) • Un alimento pobre en carbohidratos, pero rico en grasas, con un contenido de grasas del cincuenta por ciento y del veinticinco por ciento de proteínas, que es uno de los motivos para su bajo I.G.

Camote (I.G. de 54) • Pertenecen a una familia de plantas diferente a la de la papa común., y por lo general se consiguen en su variedad de color amarillo o anaranjado. La "dulzura" proviene de su alto contenido de sucrosa. El camote es rico en fibras. Tiene un I.G. más bajo que las variedades comunes de papas.

Cebada (I.G. de 25) • La cebada "perlada", a la cual le extraen las capas exteriores de color café, es la que se utiliza comúnmente. Es alta en fibras solubles, lo que probablemente contribuye a su bajo I.G. Se consigue en los supermercados.

Cereales para el desayuno • El alto grado de cocción y proceso de los cereales comerciales para el desayuno tiende a hacer que los almidones contenidos en ellos sean digeribles con mayor rapidez, dándoles un factor I.G. más alto. Los cereales menos procesados, como la granola y la avena, tienden a tener un valores I.G. más bajos. Los Raisin Bran™ (I.G. de 52) y el All-Bran™ (I.G. de 42) (Kellogg's), aunque procesados, no están hechos de almidones molidos sino de grandes hojuelas de salvado crudo.

Cerezas (I.G. de 22) • El I.G. de las cerezas se basa en las europeas. Las australianas, que tienen un 6.1 por ciento de glucosa y un 4.2 por ciento de fructosa pueden tener un valor I.G. más alto.

Chabacanos (frescos un I.G. de 57, en lata de 64, secos 31) • Los chabacanos son una excelente fuente de b–caroteno y los chabacanos secos son particularmente ricos en potasio. Como las manzanas, tienen un alto contenido de fructosa (5.1 por ciento) lo que baja su I.G.

Chícharos (I.G. de 48) • Los chícharos son ricos en fibras y también son más ricos en proteínas que la mayoría de los vegetales. Las interacciones entre las proteínas y los almidones probablemente contribuyen a bajar su I.G. También tienen un promedio de tres punto cinco por ciento de sucrosa, que es lo que les da el sabor dulce.

Ciruelas (I.G. de 39) • El I.G. de las ciruelas proviene de un estudio europeo. Las ciruelas contienen una mezcla de proporciones casi iguales de glucosa, fructosa y sucrosa. Cuanto más alta concentración de azúcares, más lentamente se vaciará el estómago y, por lo tanto, más lenta la absorción. A lo anterior podría deberse su bajo I.G.

Durazno (frescos I.G. de 42, enlatados de 30) • La mayor parte de los azúcares de los duraznos son sucrosa (4.7 por ciento). Otros aspectos, como contenido de ácido y fibras pueden ser los responsables de su bajo I.G.

Elote (I.G. de 55) • Las variedades frescas, congeladas o enlatadas serían adecuadas para su uso. El elote entero tiene un factor I.G. más bajo que el de las frituras de maíz o las hojuelas. Los granos de elote intactos hacen que el ataque de las enzimas sea más difícil.

Espagueti (I.G. de 41) • Mientras que tanto las pastas frescas como las secas tienen un I.G. bajo, este no es el caso con los espaguetis enlatados. Estos últimos generalmente se hacen con harina y no con semolina rica en proteínas, y están muy bien cocidos –dos factores que tienden a producir un I.G. alto.

Flan (I.G. de 43)• Hecho con leche, por lo cual provee de calcio, proteínas y vitaminas B, más un poco de azúcar, vainilla y un almidón para espesar.

Helado (I.G. de 61) • La mayoría de los productos lácteos tienen factores I.G. muy bajos. Cuando comemos productos lácteos se forma una dura capa de proteínas en el estómago, haciendo más lento su vaciado. Esto tiene el efecto de reducir la velocidad de la absorción y de bajar el factor I.G.

Jugo de manzana (I.G. de 40) • Los principales azúcares presentes en las manzanas son fructosa (6.5 por ciento) que en sí misma tiene un I.G. bajo. Se sabe que la alta concentración de azúcares hace más lenta la velocidad a la que se vacía el estómago, demorando así la absorción y bajando el I.G.

Jugo de piña (I.G. de 46) • Mayormente sucrosa (7.9 por ciento).

Kiwi (I.G. de 52) • El kiwi contiene proporciones iguales de glucosa y fructosa, ofreciendo un I.G. razonablemente bajo. También es una maravillosa fuente de vitamina C, ya que un solo kiwi cubre el total de la dosis diaria recomendada.

Leche (I.G. de 27) • La lactosa, el azúcar presente naturalmente en la leche, es un disacárido que debe ser digerido en sus componentes de azúcar antes de su absorción. Los dos azúcares resultantes, glucosa y galactosa, compiten entre sí por la absorción. Esto reduce la velocidad a la cual se absorben y baja el I.G. La presencia de proteínas y grasas en la leche también baja su factor I.G.

Legumbres (rango I.G.: 14 a 56) • También conocidos como pulsos. Incluyen chícharos secos, frijoles y lentejas, generalmente con un factor I.G. de 50 o menos. Las variedades enlatadas tienen un factor I.G. ligeramente superior a las hechas en casa, debido a las altas temperaturas de su proceso. Los frijoles de soja (I.G. de 18) tienen uno de los valores I.G. más bajos, probablemente debido a su mayor contenido de proteínas y grasas. La fibra viscosa de las legumbres reduce la disponibilidad física de los almidones para las enzimas digestivas.

Manzanas (I.G. de 38) • Fáciles de incorporar a la dieta como alimento de I.G. bajo –una manzana promedio añadirá tres gramos de fibra a su dieta. También son ricas en pectina, que baja su factor I.G.

Naranja (I.G. de 44) • Bien conocida como fuente de vitamina C, la mayor parte de su contenido de azúcares es de sucrosa. Esto, y su alto contenido ácido, probablemente son los responsables de su bajo I.G.

Palomitas de maíz (I.G. de 55) • Un I.G. sorprendentemente bajo para un producto procesado. El tipo de almidones o cambios en su estructura cuando se abren los granos, al igual que su enfriamiento, podrían ser las causas de su más bajo I.G. Las palomitas son un bocadillo alto en fibras.

Pan de frutas (I.G. de 47) • Se consiguen integrales y blancos, pero escoja aquellos pesados. El I.G. del pan de frutas probablemente sea reducido por la parcial sustitución del harina (I.G. alto) por fruta (I.G. más bajo).

Pan pita (I.G. de 57) • En un estudio canadiense, se descubrió que el pan chato, sin leudar, tiene un factor I.G. ligeramente más bajo que el pan común. Se vende en los supermercados en paquetes chatos y redondos.

Pan pumpernickel (I.G. de 41) • También conocido como pan de grano de centeno, porque la masa que se elabora contiene entre un ochenta y un noventa por ciento de granos integrales de centeno. Tiene un saber fuerte y por lo general se vende finamente rebanado. Dado que no se elabora con harina fina, su I.G. es mucho más bajo que el del pan común. Disponible en los supermercados y tiendas.

Papas (rango I.G.: 56–83) • En las papas, la amilasa (almidón de digestión lenta) cambia según la variedad. ramificación de la amilopectina aumenta a medida que las papas maduran, por lo tanto, las papas cosechadas de agosto en adelante, tienen una amilopectina más ramificada, y son más fáciles de digerir, dándoles un I.G. más alto, mientras que las papas nuevas pueden tener un I.G. más bajo. Las papas hervidas, comidas calientes son más digeribles que las papas hervidas comidas frías. El recalentarlas aumenta un poco su digestibilidad. Probablemente, las papas de I.G. más bajo son aquellas de la primera parte de la cosecha (papas nuevas) y comidas frías, como por ejemplo como ingrediente de una ensalada fría de papas.

Pasitas (I.G. de 56) • Las pasitas son menos ácidas que las uvas, y a ello podría deberse su I.G. levemente superior, ya que una mayor acidez es asociada a factores I.G. más bajos.

Pastas (rango I.G.: 32–64) • Las pastas se elaboran de dura semolina con un alto contenido en proteínas, que ofrece una masa fuerte. Las interacciones entre las proteínas y los almidones, y la disrupción mínima en los gránulos de almidones durante el proceso, contribuyen al I.G. bajo. Existen evidencias de que las variedades de pastas más gruesa tiene un I.G. más bajo que aquéllas de tipo más fino.

Pera (frescas un I.G. de 38, enlatadas de 44) • Otra fruta con un alto contenido de fructosa (6.7 por ciento), a lo que se debe su bajo I.G.

Salvado de arroz (I.G. de 19) • Rico en fibra (veinticinco por ciento de su peso) y aceite (veinte por ciento de su peso), el salvado de arroz tiene un I.G. extremadamente bajo.

Salvado de avena (I.G. de 55) • El salvado de avena sin procesar está disponible en las secciones de cereales de los supermercados, por lo general empacado en bolsas de plástico. Su contenido en carbohidratos es más bajo que el de la avena y es más rico en fibras, particularmente las fibras solubles, que probablemente sea el factor responsable por su bajo I.G. Un producto blando y desabrido, es útil como sustituto parcial del harina en productos horneados para bajar el I.G.

Toronja (I.G. de 25) • El factor I.G. bajo de la toronja podría deberse a su alto contenido ácido, que demora la absorción en el estómago.

Trigo de cocimiento rápido (I.G. de 54) • Los granos de trigo integral que han sido tratados físicamente a fin de permitir tiempos más cortos de cocción. Muy a menudo se utiliza como sustituto para el arroz. La estructura del grano integral también actúa como una barrera, reduciendo así su digestibilidad, bajando así su I.G.

Trigo sarraceno (I.G. de 54) • El trigo sarraceno se consigue en las tiendas naturistas y algunos supermercados. Puede ser cocido con leche o al vapor y servirse con vegetales, en lugar del arroz. También se puede moler y utilizar como harina para elaborar crepas y pastas. El trigo sarraceno de esta forma tiende a un factor I.G. más alto que cuando está entero.

Uvas (I.G. de 46) • Una mezcla en partes iguales de fructosa y glucosa y un alto contenido ácido, son las características de las frutas con I.G. bajo. Las uvas son un buen ejemplo.

Yogur (I.G. de 33) • Un producto lácteo concentrado, acidificado con la utilización de bacterias específicas. Todas las variedades tienen un I.G. bajo, incluyendo a aquéllas que contienen azúcar. Las marcas endulzadas artificialmente tienen un factor I.G. más bajo y contienen menos calorías.

TERCERA PARTE

LA TABLA DEL FACTOR I.G.

COMO UTILIZAR LA TABLA DEL FACTOR I.G.

●

LA TABLA DEL FACTOR I.G.

●

FUENTES

CÓMO UTILIZAR LA TABLA DEL FACTOR I.G.

•

La siguiente tabla simplificada es una lista en orden alfabético del factor I.G. de los alimentos que se comen generalmente. La lista está compuesta por aproximadamente doscientos cincuenta alimentos diferentes. Incluyen algunos valores nuevos para alimentos que se han analizado recientemente.

El valor I.G. que se muestra junto a cada alimento es el promedio para dicho alimento utilizando glucosa como el estándar; por ejemplo, la glucosa tiene un valor I.G. de 100, y los demás alimentos se califican en concordancia. El promedio puede representar los resultados de diez estudios de dichos alimentos realizados en todo el mundo, o sólo de dos a cuatro estudios. En algunos pocos casos, los datos australianos son bastante diferentes al promedio. El arroz y el avena cocida en leche se encuentran dentro de esta categoría.

En la lista hemos incluido algunos alimentos que no son comúnmente consumidos (por ejemplo garbanzos africanos) y otros alimentos que tal vez sólo se encuentren en un viaje al extranjero.

Para revisar el I.G. de un alimento, simplemente busque su nombre en la lista por orden alfabético. También puede encontrarlo bajo un tipo de alimentos –por ejemplo fruta y galletas.

En la tabla se incluyen los contenidos de carbohidratos (CHO) y la carga glucémica de una porción promedio. Esto tiene el objeto de ayudarlo a llevar la cuenta de la cantidad de carbohidratos que componen su dieta. Recuerde, cuando escoja alimentos, el factor I.G. no es lo único que debe considerar. En términos de sus niveles de azúcar en la sangre, también debe considerar la cantidad de carbohidratos que está comiendo, para ello debe conocer la carga glucémica de cada porción. Para su salud general, también son importantes los contenidos de grasas, fibras y micronutrientes. Un dietista puede darle mayor guía con sus buenas elecciones de alimentos (vea la página 29).

HABLEMOS DE LA CARGA GLUCÉMICA

Nuestro nivel de glucosa en la sangre es determinado tanto por la cualidad, o I.G., de los carbohidratos como por su cantidad. Podemos predecir el efecto de un alimento en nuestro nivel de glucosa en la sangre calculando la carga glucémica, que es el índice glucémico por la cantidad de carbohidratos, dividido por 100. Por ejemplo, la carga glucémica de una porción de 1/2 taza de calabaza es $(75 \times 4) \div 100 = 3$. La carga glucémica de una cucharadita de mermelada es de $(51 \times 5) \div 100 = 2.5$. En el caso de ambos alimentos, la carga glucémica es muy bajo, ya sea como consecuencia del bajo contenido de carbohidratos del alimento en sí, o de la pequeña cantidad de la porción.

La carga glucémica es mayor en aquellos alimentos que aportan más carbohidratos, particularmente aquellos que tendemos a consumir en grandes cantidades. Compare la carga glucémica de los siguientes alimentos para ver cómo el tamaño de la porción, al igual que el índice glucémico son significativos para determinar la respuesta glucémica:

- Arroz: 1 taza de arroz Calrose hervido (150 g) contiene 43 g de carbohidratos y tiene un I.G. de 8.3. La carga glucémica es de $(83 \times 42) \div 100 = 36$.
- Espagueti: 1 porción (150 g) de espagueti cocido contiene 48 g de carbohidratos y tiene un I.G. de 44. La carga glucémica es $(44 \times 48) \div 100 = 21$.

LA TABLA DEL FACTOR I.G.

ALIMENTOS DE LA A A LA Z CON FACTOR I.G.

CARBOHIDRATOS (CHO) Y CARGA GLUCEMICA

Alimento	I.G. Glucosa = 100	Tamaño nominal de la porción	Carbohidratos disponibles por porción	Carga Glucémica por porción
All-Bran ™, cereal para el desayuno	30	30	15	4
All-Bran Fruta y Avena™, cereal para el desayuno	39	30	17	7
All-Bran Soya y Fibra™, cereal para el desayuno	33	30	14	4
Alubias, hervidas	28 (va)	150	25	7
Arándano agrio, cocktail en jugo	52	250	31	16
Arroz, arborio rissotto, hervido	69	150	53	36
Arroz Basmati, blanco, hervido, 1 taza	58	150	38	22
Arroz Calrose, blanco, grano mediano, hervido	83	150	43	36
Arroz Doongara, blanco	56 (va)	150	39	22
Arroz glutinado, blanco, cocido en cocedora de arroz	92 (va)	150	48	44
Arroz instantáneo, blanco, cocido 6 minutos	87	150	42	36
Arroz integral, Pelde, hervido	76	150	38	29
Arroz jazmín, blanco, cocido en cocedora de arroz	109	150	42	46
Arroz partido, blanco, cocido en cocedora de arroz	86	150	43	37
Arroz Rissoto, arborio, hervido	69	150	53	36
Atún	[0]	120	0	0
Avena cocida con leche	42	250	21	9
Bagel (rosca de pan), blanco	72	70	35	25
Baguette, blanco, solo	95	30	15	15

Alimento	I.G. Glucosa = 100	Tamaño nominal de la porción	Carbohidratos disponibles por porción	Carga Glucémica por porción
Barra de Crunchy Nut Cornflakes™	72	30	26	19
Barra de granola con fruta seca	61	30	21	13
Barra para el desayuno, Fibre Plus™	78	30	23	18
Barras de fruta, Heinz Kidz™, plátano	61	30	20	12
Barras de pescado	38	100	19	7
Betabel, enlatado	64	80	7	5
Bizcochos de avena partida	62	25	18	11
Bizcochos de mantequilla	64	25	16	10
Bizcochuelo	54	53	28	15
Bizcochuelo, simple	46	63	36	17
Bocadillos carne de res	45	100	27	12
Bollo, hamburguesa	61	30	15	9
Bran Flakes™, cereal para el desayuno	74	30	18	13
Bulgur, cocido 20 minutos	48 (va)	150	26	12
Buñuelo o bollo blando, frito	69	50	19	13
Burger Rings ™, sabor barbacoa	90	50	31	28
Cacahuates, tostados, salados	14 (va)	50	6	1
Calabaza	75	80	4	3
Camote blanco, pelado, hervido	37 (va)	150	36	13
Camote dulce	44	150	25	11
Capellini, pasta, hervidos	45	180	45	20

Alimento	I.G. Glucosa = 100	Tamaño nominal de la porción	Carbohidratos disponibles por porción	Carga Glucémica por porción
Carne de res	[0]	120	0	0
Cebada perlada, hervida	25 (va)	150	42	11
Centeno suave	68	30	14	10
Centeno, masa fermentada de	48	30	12	6
Cerezas, crudas	22	120	12	3
Chabacanos, en lata con almíbar suave	64	120	19	12
Chabacanos, frescos, 3 medianos	57	120	9	5
Chabacanos, muffin con coco y miel, hechos con harina preparada comprada	60	50	26	16
Chabacanos, secos	30	60	27	8
Chícharos partidos, amarillos, hervidos 20 minutos	32	150	19	6
Chícharos, secos, hervidos	22	150	9	2
Chícharos, sopa, enlatada	66	250	41	27
Chícharos, verdes, congelados, hervidos	48 (va)	80	7	3
Chocolate, blanco, Milky Bar®	44	50	29	13
Chocolate, budín, hecho de polvo comprado y leche entera	47	100	16	7
Chocolate, mousse, 2 % de grasa	31	50	11	3
Chocolate, muffins con caramelo hecho de azúcar y mantequilla, hechos con harina preparada comprada	53	50	28	15

Alimento	I.G. Glucosa = 100	Tamaño nominal de la porción	Carbohidratos disponibles por porción	Carga Glucémica por porción
Chocolate, pastel, hecho de harina preparada comprada con betún de chocolate	38	111	52	20
Chorizo, frito	28	100	3	1
Ciruelas, naturales	39	120	12	5
Ciruelas, sin hueso, 6	29	60	33	10
Coca Cola®, refresco	53	250	26	14
Coco Pops™	77	30	26	20
Cóctel de frutas, enlatado	55	120	16	9
Condensada, leche, endulzada	61	50	27	17
Cordero	[0]	120	0	0
Corn Pops™, cereal para el desayuno	80	30	26	21
Cornflakes Crunchy Nut™, cereal para el desayuno	72	30	24	17
Cornflakes™, cereal para el desayuno	77	30	25	20
Crepas de trigo sarraceno, sin gluten, hechas con harina preparada comprada	102	77	22	22
Crepas, preparadas de mezcla para la licuadora	67	80	58	39
Crispix™, cereal para el desayuno	87	30	25	22
Croissant	67	57	26	17
Crunchy Nut Cornflakes™	72	30	24	17
Crustáceos (cangrejo, langosta, etc.)	[0]	120	0	0
Cuscús, hervido 5 minutos	65 (va)	150	35	23

Alimento	I.G. Glucosa = 100	Tamaño nominal de la porción	Carbohidratos disponibles por porción	Carga Glucémica por porción
Dátiles, secos	103	60	40	42
Doble chocolate, helado, premium, 15 % grasas	37	50	9	4
Durazno, en lata, en almíbar espeso	58	120	15	9
Durazno, en lata, en almíbar suave	52	120	18	9
Durazno, en lata, en almíbar suave bajo en azúcar	62	120	17	11
Durazno, fresco, 1 grande	42 (va)	120	11	5
Elote tierno, grano entero, en lata, paquete dietético, colado	46	150	28	13
Endulzada, leche condensada	61	250	136	83
Ensure Plus™, bebida de vainilla	40	237 ml	47	19
Ensure Pudding™, vainilla	36	113	26	9
Ensure™, barra, brownie de chocolate	43	38	20	8
Ensure™, bebida de vainilla	48	250 ml	34	16
Escones, simples, hechos con mezcla comprada	92	25	[illegible]	7
Espagueti de arroz y chícharos partidos sin gluten, enlatados en salsa de tomate	68	220	27	19
Espagueti, blancos, hervidos 5 minutos	38 (va)	180	48	18
Espagueti, sin gluten, de arroz y chícharos partidos, en lata con salsa de tomate	68	220	27	19
Espagueti, trigo integral, hervidos 5 minutos	37	180	42	16

Alimento	I.G. Glucosa = 100	Tamaño nominal de la porción	Carbohidratos disponibles por porción	Carga Glucémica por porción
Fanta®, refresco de naranja	68	250	34	23
Fettuccine, con huevo, cocidos	32	180	46	15
Flan cake, pastel de flan	65	70	48	31
Flan con huevo, preparado de polvo comprado con leche entera, sin hornear	35	100	17	6
Flan, preparado con polvo comprado, leche entera, sin hornear	35	100	17	6
Flautas para taco, horneadas, de harina de maíz, sin rellenar	68	20	12	8
Fresa, mermelada	51	30	20	10
Frijoles cocidos, enlatados con salsa de tomate	48 (va)	150	15	7
Frijoles de carita, remojados, hervidos	42	150	30	13
Frijoles de soya en lata	14	150	6	1
Frijoles de soya, secos, hervidos	20	150	6	1
Frijoles negros hervidos	30	150	23	7
Frijoles pintos, secos, hervidos	39	150	26	10
Frijoles puntos, en lata, en salmuera	45	150	22	10
Frijoles romanos	46	150	18	8
Frituras de maíz, solas, saladas	42	50	25	11
Froot Loops™, cereal para el desayuno	69	30	26	18
Frosties™, hojuelas de trigo cubiertas de azúcar	55	30	26	15

Alimento	I.G. Glucosa = 100	Tamaño nominal de la porción	Carbohidratos disponibles por porción	Carga Glucémica por porción
Fructosa, pura	19 (va)	10	10	2
Galletas de agua	78	25	18	14
Galletas de arroz inflado sin gluten	87	25	20	18
Galletas de arroz inflado, blanco	82	25	21	17
Galletas de arroz, blanco	82	25	21	17
Galletas de mantequilla, 2	55	25	19	10
Galletas de soda Premium	74	25	17	12
Galletas de trigo Breton	67	25	14	10
Galletas de vainilla, sin relleno, 6	77	25	18	14
Garbanzo de Bengal	11	150	36	4
Garbanzos, enlatados, en salmuera	42	150	22	9
Garbanzos, secos, hervidos	28 (va)	150	30	8
Gatorade®, bebida para deportistas	78	250	15	12
Glucodín™, tabletas de glucosa	102	50	50	50
Granola sin gluten, con leche con 1.5 % grasas	39	30	19	7
Granola, Swiss Fromula	56	30	16	9
Granola, tostada	43	30	17	7
Habas cochineras	79	80	11	9
Habas, chicas, congeladas, recalentadas en horno de microondas	32	150	30	10
Habas, secas, cocidas	31	150	20	6

Alimento	I.G. Glucosa = 100	Tamaño nominal de la porción	Carbohidratos disponibles por porción	Carga Glucémica por porción
Hamburguesa, bollo	61	30	15	9
Helado de vainilla, 16 % grasas	38	50	9	3
Helado, bajo en grasas, vainilla, "light"	50	50	6	3
Helado, crema, regular	61 (va)	50	13	8
Helado, premium, "ultra chocolate", 15 % grasas	37	50	9	4
Helado, premium, vainilla francesa, 16 % grasas	38	50	9	3
Higos, secos, tiernos	61	60	26	16
Hojuelas de avena	42	250	21	9
Honey Smacks, cereal para el desayuno	71	30	23	11
Huevos	[0]	120	0	0
Jelly Beans	78 (va)	30	28	22
Judías verdes o blancas	38 (va)	150	31	12
Jugo concentrado, naranja, reconstituido	66	250	20	13
Kiwi, fruta	58	120	12	7
Komplete™, cereal para el desayuno	48	30	21	10
Lactosa, pura	46 (va)	10	20	5
Leche chocolatada	42	50	31	13
Leche condensada, endulzada	61	250	136	83
Leche, descremada	32	250 ml	13	4
Leche, entera de vaca, fresca	31	250 ml	12	4
Lentejas	29 (va)	150	18	5

Alimento	I.G. Glucosa = 100	Tamaño nominal de la porción	Carbohidratos disponibles por porción	Carga Glucémica por porción
Lentejas, en lata	44	250	21	9
Lentejas, verdes, hervidas	30 (va)	150	17	5
Lentejas, rojas, hervidas	26	150	18	5
Linguine, pasta, fina, cocida	52	180	45	23
Linguine, pasta, gruesa, cocida	46	180	48	22
Lucozade®, bebida original efervescente con glucosa	95	250	42	40
Lychees, enlatados en almíbar, escurridos	79	120	20	16
M & M's®, cacahuates	33	30	17	6
Macarrones con queso, en caja	64	180	51	32
Macarrones, cocidos	47 (va)	180	48	23
Maltosa, 50 g	105	10	10	11
Mango (*Mangifera indica*)	51	120	15	8
Manzana, 1 mediana	38 (va)	120	15	6
Manzana, jugo, puro, sin endulzar, reconstituido	40	250 ml	29	12
Manzana, muffin	44	60	29	13
Manzana, muffin de avena y sultanas, hechos con harina preparada comprada	54	50	26	14
Manzana, seca	29	60	34	10
Mars Bar®	62	60	40	25
Melón	65	120	6	4
Mermelada, chabacano con fruta, baja en azúcar	55	30	13	7
Mermelada, fresa	51	30	20	10

Alimento	I.G. Glucosa = 100	Tamaño nominal de la porción	Carbohidratos disponibles por porción	Carga Glucémica por porción
Mermelada, naranja (Australia)	48	30	20	9
Miel	55 (va)	30	14	7
Mijo, hervido	71	150	36	25
Milky Bar®, chocolate blanco	44	50	29	13
Milo™, polvo sabor chocolate disuelto en leche	55	250	16	9
Mini Wheats, cereal para el desayuno de trigo integral	58	30	21	12
Mousse, avellanas, 2.4 % grasas	36	50	10	4
Mousse, bayas mixtas, 2.2 % grasas	36	50	10	4
Mousse, caramelo con mantequilla, 1.9 % grasas	36	50	10	4
Mousse, chocolate, 2 % grasas	31	50	11	3
Mousse, fresas, 2.3 % grasas	32	50	10	3
Mousse, mango, 1.8 % grasas	33	50	11	4
Muffin de arándano	59	57	29	17
Muffin de salvado	60	57	24	15
Multigrano, 9 granos	43	30	14	6
Naranja, 1 mediana	42 (va)	120	11	5
Naranja, jugo concentrado, reconstituido	66	250	20	13
Naranja, jugo, sin endulzar, reconstituido	53	250 ml	18	9
Natillas de manzana, cruda, sin cáscara	54	120	19	10
Natillas, hechas en casa con leche, fécula de trigo y azúcar	43	100	17	7

Alimento	I.G. Glucosa = 100	Tamaño nominal de la porción	Carbohidratos disponibles por porción	Carga Glucémica por porción
Nesquik, sabor fresa, disuelto en leche con 1.5 % de grasas	35	250	12	4
Nesquik™, sabor chocolate, disuelto en leche con 1.5 % de grasas	41	250	11	5
Nuggets de pollo, congelados, recalentados en horno de microondas 5 minutos	46	100	16	7
Nutella®, pasta de chocolate y avellana para untar	33	20	12	4
Nutrigrain®, cereal para el desayuno	66	30	15	10
Ñoquis	68	180	48	33
Palomitas de maíz, solas, hechas en microondas	72	20	11	8
Pan árabe, blanco, 1 pieza	75	30	13	12
Pan blanco sin gluten, rebanado	80	30	15	12
Pan blanco, harina de trigo	70	30	14	10
Pan de centeno	58 (va)	30	14	8
Pan de centeno oscuro, Schinkenbrot	86	30	14	12
Pan de centeno pumpernickel	41	30	12	5
Pan de fruta denso, estilo continental, de trigo, con fruta seca	47	30	15	7
Pan de fruta, Bürgen™	44	30	13	6
Pan de frutas Bürgen®	44	30	13	6
Pan de frutas y especias, rebanado grueso	54	30	15	8

Alimento	I.G. Glucosa = 100	Tamaño nominal de la porción	Carbohidratos disponibles por porción	Carga Glucémica por porción
Pan de granos mezclados Burgen®	49 (va)	30	11	6
Pan de hojaldra	81	25	19	15
Pan de pita, blanco	57	30	17	10
Pan de salvado de avena y miel con cebada, Bürgen ®	31	30	10	3
Pan de soya con linaza, con soya desmenuzada, Bürgen® (8%)	36	30	9	3
Pan integral, harina de trigo	77	30	12	9
Pan multigrano sin gluten	79	30	13	10
Pan negro Riga	76	30	13	10
Pan negro, centeno	76	30	13	10
Pan Riga de girasol	57	30	11	6
Panquecito con glaseado de fresa	73	38	26	19
Papa asada	85 (va)	150	30	26
Papa Desiree, pelada, hervida 35 minutos	101	150	17	17
Papa nueva, en lata, calentada en horno de microondas 3 minutos	65	150	18	12
Papa nueva, sin pelar y hervida 20 minutos	78	150	21	16
Papa Pontiac, pelada y cocida en el microondas por entre 6 y 7.5 minutos	79	150	18	14
Papa Pontiac, pelada, cortada en cubos, hervida 15 minutos, hecha puré	91	150	20	18

Alimento	I.G. Glucosa = 100	Tamaño nominal de la porción	Carbohidratos disponibles por porción	Carga Glucémica por porción
Papa Pontiac, pelada, hervida 35 minutos	88	150	18	16
Papa Sebago, pelada, hervida 35 minutos	87	150	17	14
Papas a la francesa, congeladas, recalentadas en el microondas	75	150	29	22
Papas fritas de bolsa, saladas	57	50	18	10
Papaya	56	120	8	5
Pasitas	64	60	44	28
Pasta de arroz y maíz sin gluten	76	180	49	37
Pasta de arroz, integral, hervida 16 minutos	92	180	38	35
Pasta de chícharos partidos y soya sin gluten	29	180	31	9
Pasta de maíz sin gluten	78	180	42	32
Pasta espiral, semolina, blanca, hervidos, consistencia al dente	43	180	44	19
Pastel de ángel, 1 rebanada	67	50	29	19
Pastel de vainilla, hecho de harina comprada, con betún de vainilla	42	111	58	24
Pastelillos	59	57	26	15
Pastinacas	97	80	12	12
Pera, en mitades, en lata en almíbar bajo en azúcar	25	120	14	4
Pera, en mitades, en lata en jugo natural	43	120	13	5

Alimento	I.G. Glucosa = 100	Tamaño nominal de la porción	Carbohidratos disponibles por porción	Carga Glucémica por porción
Pera, natural	38 (va)	120	11	4
Pescado	[0]	120	0	0
Pescado, barras	38	100	19	7
Piña, jugo, sin endulzar	46	250	34	15
Piña, natural	66	120	10	6
Pizza, queso	60	100	27	16
Pizza, suprema, fina y crocante (13.2 % grasas)	30	100	22	7
Pizza, suprema, pan (11.4 % grasas)	36	100	24	9
Plátano, crudo, 1 mediano	52 (va)	120	24	12
Plátano, muffin de avena y miel	65	50	26	17
Plátano, pastel, 1 rebanada	47	80	38	18
Ploughman's ™, integrales, receta original	47	30	14	7
Polenta, hervida en agua con sal 2 minutos	68	150	13	9
Pop Tarts™, doble chocolate	70	50	36	25
Postre congelado con base de tofu, sabor chocolate, con fructosa (24 %) y jarabe de maíz	115	50	9	10
Pretzels, horneados, tradicionales con harina de trigo	83	30	20	16
Pudín de chocolate, instantáneo, hecho con polvo comprado y leche entera	47	100	16	7

Alimento	I.G. Glucosa = 100	Tamaño nominal de la porción	Carbohidratos disponibles por porción	Carga Glucémica por porción
Pudín de vainilla, instantáneo, hecho con polvo comprado y leche entera	40	100	16	6
Pudín, Sustagen™, instantáneo de vainilla, hecho con mezcla en polvo	27	250	47	13
Puerco	[0]	120	0	0
Puré de papas instantáneo, preparado	85 (va)	150	20	17
Queso	[0]	120	0	0
Ravioles, de harina semolina, rellenos de carne, hervidos	39	180	38	15
Refresco, Coca Cola®	53	250	26	14
Refresco, Fanta®	68	250	34	23
Relleno para pan	74	30	21	16
Rice Krispies™, cereal para el desayuno	82	30	26	22
Rol (pan), austriaco	73	30	16	12
Roles austríacos	73	30	16	12
Rutabaga	72	150	10	7
Salami	[0]	120	0	0
Salvado de arroz, extruido	19	30	14	3
Salvado de avena, crudo	55 (va)	10	5	3
Salvavidas®, pastillas de menta	70	30	30	21
Sandía, natural	72	120	6	4
Semolina, al vapor	55	67 (seca)	50	28
Snickers Bar®	41	60	36	15

Alimento	I.G. Glucosa = 100	Tamaño nominal de la porción	Carbohidratos disponibles por porción	Carga Glucémica por porción
Sopa de chícharos partidos	60	250	27	16
Sopa de estrellitas, blanca, hervida 5 minutos	38	180	48	18
Sopa de frijoles negros	64	250	27	17
Sopa de municiones de chícharos partidos y soya, sin gluten	29	180	31	9
Sopa de tomate	38	250	17	6
Soya, frijoles en lata	14	150	6	1
Soya, frijoles secos, hervidos	20	150	6	1
Special K™ cereal para el desayuno	54	30	21	11
Sucrosa	68 (va)	10	10	7
Sultanas	56	60	45	25
Sushi de salmón	48	100	36	17
Sustagen ™ Hospital con fibra extra, bebida hecha de leche en polvo	33	250 ml	44	15
Sustagen ™ leche, chocolate	31	250 ml	41	13
Sustain ™ barra de cereal	57	30	25	14
Sustain ™ cereal para el desayuno	68	30	22	15
Tallarines de arroz, recién hechos, hervidos	40	180	39	15
Tallarines instantáneos "dos-minutos", Maggi®	46	180	40	19
Tallarines, de arroz, recién hechos, hervidos	40	180	39	15

Alimento	I.G. Glucosa = 100	Tamaño nominal de la porción	Carbohidratos disponibles por porción	Carga Glucémica por porción
Tapioca, al vapor, 1 hora	70	250	18	12
Tapioca, hervida con leche	81	250	18	14
Ternera	[0]	120	0	0
Tomate, sopa	38	250	17	6
Toronja, cruda	25	120	11	3
Toronja, jugo, sin endulzar	48	250	20	9
Tortellini, queso	50	180	21	10
Tostadas Melba, estilo inglés	70	30	23	16
Trigo inflado, cereal para el desayuno	80	30	21	17
Trigo partido, cereal para el desayuno	75 (va)	30	20	15
Trigo sarraceno	54 (va)	150	30	16
Trigo, masa fermentada de	54	30	14	8
Uvas, verdes	46 (va)	120	18	8
Vainilla, pastel hecho con harina preparada comprada y betún de vainilla	42	111	58	24
Vainilla, pudín, instantáneo, hecho con polvo preparado comprado y leche entera	40	100	16	6
Vermiceli de arroz	58	180	39	22
Vermicelli, blancos, hervidos	35	180	44	16
Waffles	76	35	13	10
Yogur, bajo en grasas (0.9 %), de fresa	31	200	30	9

Alimento	**I.G. Glucosa = 100**	**Tamaño nominal de la porción**	**Carbohidratos disponibles por porción**	**Carga Glucémica por porción**
Yogur, bajo en grasas, de fruta con azúcar	33	200	31	10
Yogur, bajo en grasas, de fruta con edulcorante artificial	14	200	13	2
Zanahorias, peladas, hervidas	49	80	5	2

FUENTES Y LECTURAS RECOMENDADAS

Behall KM, Schofield DJ, Canary J. Efecto de la estructura de los almidones en las respuestas de glucosa e insulina en sujetos Humanos. Am J. Clin Nutr, 1988, 47: 428-32.

Brand JC, Colagiuri S, Crossman S, Allen A, Roberts DCK, Truswell AS. Los alimentos de índice glucémico bajo, mejoran el control glucémico a largo plazo en NIDDM. Diabetes Care, 1991, 14: 95-101.

Brand Miller JC, Nicholson PL, Thorburn AW, Truswell AS. Procesamiento de los alimentos y el índice glucémico. Am J Clin Nutr, 1985, 42: 1192-6.

Brand J. La importancia del índice glucémico en la diabetes. Am J Clin Nutr, 1994, 59 (suplemento): 747s-752s.

Brand Miller J, Colagiuri S. La conexión carnívora: los carbohidratos dietéticos en la evolución de la diabetes no dependiente de la insulina. Diabetología, 1994, 37: 1280-6.

Brand Miller J, Lobbezoo I. Reemplazando los almidones con sucrosa en un cereal para el desayuno de índice glucémico alto baja las respuestas glucémicas y de insulina. Eur J Clin Nutr, 1994, 48: 749-502.

Brand Miller J, Pang E, Bramall L. Arroz: ¿un alimento de alto o bajo índice glucémico? Am J Clin Nutr, 1992, 56: 1034-6.

Brand Miller J, Pang E, Broomhead L. El índice glucémico de los alimentos que contienen azúcares: comparación de alimentos con azúcares naturales y aquellos con azúcar agregado. Brit J Nutr, 1995, 73: 613-23.

Burke L, Collier G, Hargreaves M. Almacenamiento muscular de glicógeno después del ejercicio prolongado: efecto del índice glucémico de los alimentos ricos en carbohidratos. J Appl Physiol, 1993, 74: 1019-23.

Burke LM, *The Complete Guide to Food for Sports Performance,* Allen & Unwin, 1992.

Byrnes S, Denyer G., Brand Miller J, Storlein L. El efecto de la alimentación con amilasa versus la alimentación con amilopectina en el desarrollo de resistencia a la insulina en las ratas. J. Nutr, 1995, 125: 1430-7.

Coyle EF. Utilización de substratos durante el ejercicio en las personas activas. Am J Clin Nutr, 1995, 61: 968S-979S.

Coyle EF. Tiempos y método de la ingestión incrementada de carbohidratos para resistir el entrenamiento duro, la competencia y la recuperación. J Sport Sci, 1991. 9 spec: 29-51.

Foster-Powell K, Brand Miller J. Tablas internacionales de índice glucémico. Am J Clin Nutr, 1995, 62: 871S-893S.

Frost G, Keogh B, Smith D, Akinsanya K, Leeds A. Efecto de una dieta de índice glucémico bajo en la respuesta a la insulina y a la glucosa in vitro y en pacientes vivos con enfermedades coronarias. Metabolism, 1996, 45 (6): 669-72.

Frost G, Trew G, Margara R, Leeds A, Dornhurst A. El efecto de los carbohidratos de índice glucémico bajo en la sensibilidad a la insulina en mujeres con un historial familiar de enfermedades cardiacas. Dietología, 1997, 40, Suplemento 1 A338 (1528).

Grandfeldt Y, Bjork I, Hagander B. Sobre la importancia de las condiciones de procesamiento, espesor del producto y adición de huevo para las respuestas glucémicas y hormonales a las pastas: una comparación con el pan hecho de "ingredientes de las pastas". Eur J Clin Nutr, 1991, 45: 489-99.

Heaton KW, Marcus SN, Emmett PM, Bolton CH. Tamaño de las partículas de los alimentos de prueba de trigo, maíz y avena: efectos en la glucosa del plasma y respuesta de insulinas, y sobre la velocidad de la digestión de almidones in vitro. Am J Clin Nutr, 1988, 47: 675-82.

Holt S, Brand JC, Soveny C, Hansky J. Relación de la saciedad postprandial con las respuestas glucémica, insulínica y colescistoquínica. Appetite, 1992, 18: 129-41.

Holt S, Brand Miller J. Tamaño de las partículas, saciedad y la respuesta glucémica. Eur J Clin Nutr, 1994, 48: 496-502.

Inge K y Brukner P. *Food for Sport*. William Heinemann, 1986.

Lingstrom P, Holm J, Birkhed D, Bjork I. Efectos de almidones diferentemente procesados en el pH de la placa dental humana. Scan J Dent Res, 1989, 97: 392-400.

O'Connor H y Hay D. *The Taste of Fitness*. JB Fairfax Press, 1996.

O'Dea K, Nestel PJ, Antonoff L. Factores físicos postprandiales que influyen en las respuestas de la glucosa y la insulina. Am J Clin Nutr, 1980, 33: 760-5.

Ross SW, Brand JC, Thorburn AW, Truswell AS. El índice glucémico de los productos de trigo procesados. Am J Clin Nutr, 1987, 46: 631-5.

Salmeron J, -Ascherio EB, Rimm GA, Colditz D, Spiegelman D, Jenkins DJ, Stampfer MJ, Wing AL, Willet WC. Fibras dietéticas, carga glucémica y riesgo de NIDDM en los hombres. Diabetes Care, 1997, 20: 545-50.

Salmeron J, Manson JE, Stampfer MJ, Colditz GA, Wing AL, Willet WC. Fibras dietéticas, carga glucémica y riesgo de diabetes mellitus no dependiente de la insulina en las mujeres. JAMA 1997, 277, 472-7.

Slabber M, Barnard HC, Kuyl JM, Dannhauser A, Schall R. Efectos de una respuesta baja de insulina, dieta de energía restringida en la pérdida de peso y la concentración de insulina en el plasma en mujeres obesas hiper insulínicas. Am J Clin Nutr, 1994, 60: 48-53.

Thomas DE, Brotherhood JR, Brand JC. Alimentación con carbohidratos antes del ejercicio: efecto del índice glucémico. Internat J Sports Med, 1991, 12: 180-6.

Trustwell AS. Indice glucémico de los alimentos. Eur J Clin Nutr, 1992, 46: S91-S101.

Wolever TMS, Jenkins DJA, Jenkins AL, Josse RG. El índice glucémico: metodología e implicaciones clínicas. Am J Clin Nutr, 1991, 54: 846-54.

Wolever TMS, Nguyen P, Chiasson J, Hunt JA, Josse RG, Palmason C, Rodger NW, Ross SA, Ryan EA, Tan MH. Determinantes del índice glucémico de la dieta calculados retrospectivamente de los registros de las dietas de 342 individuos con diabetes mellitus no dependiente de la insulina. Am J Clin Nutr, 1994, 59: 1265-9.

INDICE ANALÍTICO

calcular el factor I.G., 45-47, 133

Impreso en:
Impresiones Alfa
Gral. Gómez Pedraza No. 13
Col. San Miguel Chapultepec
11850 - México, D.F., Enero 2006